汎用CADによる
デンタルデザイン
the BASIC

補綴装置製作のための
汎用CADヒント集

中野田　紳一　著

クインテッセンス出版株式会社　2016

Tokyo, Berlin, Chicago, London, Paris, Barcelona, Istanbul, Milano, São Paulo, Moscow, Prague, Warsaw, Delhi, Bucharest, and Singapore

はじめに

歯科技工士のデジタル教育の発展は
仮想空間における臨床的技術を発展させること

■背景

　21世紀初頭のプロダクトデザイン技術がデジタル化によるパラダイムシフトの時期であったことはNIKKEI DESIGNの2002年号から2003年号の各号の記事に顕著であった。筆者もReverse Engineering[1]やRapid Prototyping[2]のようなキーワードをこの誌上で知ることになる。これらのキーワードに代表される技術は、それまで工業界で作られていた試作品の製作プロセスをスピーディーにするだけでなく、試作と評価を繰り返しながら、プロダクトの品質を向上させていく「試作コンセプト」の具現化[1]であり、それはまさに、ラボとチェアで試作と評価を繰り返す歯科補綴装置の生産プロセスのデジタル化への示唆を与える技術であると感じた。

　同誌において、SensAble Technologies Inc 社製FreeForm（フリーフォーム）を使ったデジタルモデリングや、中小規模開発に利用できるRhinoceros（ライノセラス）という汎用CADの存在を知った筆者は、それを使って上顎全部床義歯の試適用義歯の試作を行い、そのプロセスに関してReverse Engineeringの考察とともに報告[3]を行った。

　それから10数年が経過して、当時Version 3であったRhinocerosはVersion 5に機能拡張され、さまざまな機能が向上した。さらにSTLのようなポリゴンメッシュオブジェクトをOBJデータフォーマット変換すれば、加工することができるさまざまなソフトウェアのうち、sculptris（スカルプトリス）のような無料でシンプルなCGソフトウェアも近年になって登場してきた。

　Rhinocerosは、http://www.rhino3d.co.jp/index.html から「サポート」→「ダウンロードサービス」へと進めば、2016年4月1日現在、「Rhinoceros5評価版」（更新日2015/08/10）をダウンロードすることができる。ダウンロードには460MB以上の空き容量が必要で、90日間試用が可能である。試用期間の終了後は、ファイルの保存やプラグインの実行はできないが、保存されたファイルを開いて表示したり、ヘルプを読んだりといった学習が可能である。また、RhinocerosにはWindows OS版のほか、機能が限定されたMacOS版がある。本書ではWindows OS版を前提にしている。

はじめに

■ソフトウェアについて

　本書で扱う汎用CADのMcNeel社製 Rhinoceros は、アカデミックライセンスならば36,000円で購入できる安価なソフトウェアであるだけでなく、Version 5ではその評価版を90日間も無料で試用できる。また、たとえこの試用期間が終了しても、ファイルの保存およびプラグインの実行以外はそのまま継続して活用できるので、場合によっては、学習者はCADソフトウェアに費用をまったくかけることなく、かなりのことを経験することができる。またCGソフトウェアのPixologic社製sculptrisに至っては完全に無料のソフトウェアであり、これらはいずれもきわめて経済性の高いソフトウェアであるといえる。

■汎用CADが選ばれてこなかった理由

　このような汎用ソフトウェアは、工業、宝飾業、土木建築業、自動車関連業などでは採用されてきた歴史がある[4]が、われわれの周りでこれを使って装置をモデリングする話はもとより、使い始めているという話すらあまり聞かない。それは、工業製品の場合は仮想空間で比較的自由に形状をモデリングできる一方で、歯科では、既存の歯質や粘膜の自由曲面に正確に調和するように豊隆や辺縁を決定しなければならない制約があることもその要因ではないかと考えられる。おそらく、指の型を採得して、それに適合するリングをデザインするジュエリーデザイナーは少ないのではないだろうか[5,6]。したがって、われわれのようなユニークなオペレーションを行うデザイナー人口が産業界には少ないことに起因して、われわれが活用できるような解説書も少ないと考えることができるのかもしれない。そのうえ、CAD画面にはかなりの数のボタンが複雑に並び、そのユーザインターフェイスは高度であるにもかかわらず、ソフトウェア説明書に書かれている専門用語と、われわれがこれまで学習してきた知識との間にかなりの隔たりがあり、理解が困難であることなどもその理由かもしれない。実際に汎用CADを使い始めるとすぐに感じるのは、ソフトウェア画面にはもちろん歯冠の形態修正や歯頸線を自動的に描くボタンなどはなく、数百種類におよぶコマンドを随時選択して実行しながら、試行錯誤的にモデリングしなければならない「不便さ」である。以上のような理由が「歯科専用CAD/CAMシステム」への強いニーズになり、近年それを実現できたことがさらに汎用CADを学習する必要がない理由になっていったように感じる。

コマンド：CADに対する命令のこと。

■なぜ「歯科用」ではなく、「汎用」なのか

　以上のような理由から汎用CADは不便で難解であることは誰でも感じることではないだろうか。しかしながら、このような汎用CADをわれわれが活用[7]できれば、CADシステムが「オープンであるかクローズドであるか」の議論を超越して、「ボーダレスでクロスオーバー」になると例えることができるかもしれない。つまり、世界中のあらゆる産業界において活躍するデザイナーと同じ汎用CADのプラットフォームに参加し、もとよりオープンである彼らの知識や知恵をインターネットや書籍で共有することはクローズドになりがちなわれわれにとって、これまでの「閉鎖的な技術伝承」からの脱却にもつながっていくのではないだろうか。一方で、独自の進化を遂げた歯科用CADの便利さに満足し、その特異的な操作方法の解説や練習にのみ依存し続けてしまえば、このような世界標準の汎用の流れから世界中の歯科界が離れていくかもしれないことは容易に想像することができるのではないだろうか。

　本書がなぜ「歯科用」ではなく、「汎用」を取扱うのかの最大の理由は、学生が就学中はもちろんのこと、卒業後も継続してCADを自由に活用できるようになる門戸が国際的な産業界全体へと開放されていることに他ならない。

　したがって、歯科技工士の専門教育に採用すべきCADの要求仕様のうち、「誰でも購入できる経済性」と「何でもできる自由度」は必須で両者は不可分である。以上が、異業種同様に「不便さ」を乗り越えてでも汎用CADを採用して学習すべき最大の理由である。このような理由から、汎用CADの学習を始めようと考えるすべての学習者のための「汎用CADの解説書」になることを本書の目的とした。

■仮想空間における臨床的技術の発展

　これから本書が示すように多くの装置は、汎用CADでデザインし、ミリングすることができる。本来CADの学習とは歯科用CADのような特異的なオペレーションをひたすら練習して、特定の装置を製作することだけがその目的ではない。CADに本来備わっている機能を使って、われわれの業務を支援することによって、より経済効率が高く、そして付加価値の高い業務を行ったアウトカムを歯科医療に提供することができるような歯科技工業務内容の質的な転換もその学習目的の一つではないだろうか。

　これから数年後に今日を振り返った時、今われわれがCADを採用したことが、我が国の歯科技工士の質的転換への大きな転機であったと安堵できることを心から期待してやまない。それは、歯科技工士の業務拡大を目的とした、エンド、ペリオ、生理、放射線など歯科医学基礎教育の更なる充実とより高度なCADのリテラシー教育の充実

はじめに

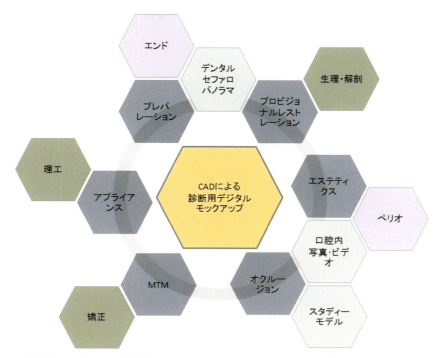

仮想空間でその臨床的技術を発展させていくためには、CADによる診断用デジタルモックアップに関連する歯科医学教育の充実が重要になる。

による、臨床能力向上の転機である。しかし、それは決して最新と称して奇をてらうことや、もはや脱法行為と結びつけて考えることであってはならない。歯科技工士の臨床能力向上とは、工学系医療専門職として、たとえばエックス線画像を読影しながら仮想空間に表示した残存歯質を正確に形成し、場合によっては抜歯し、可撤装置装着時に課題となる軟組織を調整し、環境改善のために歯周組織に配慮しながらインプラントやMTMを計画し、患者の要望や、歯科医師の意図を十分に理解しながらプロビジョナルレストレーションを分析して反映し、そして最適な装置を設計して具体的にモデリングし、幾何学的に矛盾がない正確に閉じたSTLの出力を実現してチーム医療に貢献することができるだけの能力の向上である。つまり、これらはわれわれがすでに行っている診断用ワックスアップをデジタル化し、仮想空間でその臨床的技術を発展させていくことに他ならない。

ただしわれわれが、仮想空間における診断用モックアップを自由に行うことができるようになるために必要なことは、デジタルオペレーションリテラシーに加え、歯科医学と歯科技工学であることは論をまたない。特に歯科医師による歯科医学に関するより高度な歯科技工士教育体制を構築できるかどうかは、これからCADを扱う歯科技工士の未来を大きく左右することになるのではないだろうか。

以上のように、歯科技工の質的転換にとってデジタル教育と歯科医学教育は必須で不可分であるといえる。そしてこのような質的転換のゴールは、この両輪の学習結果として臨床能力を飛躍的に向上し、これまで以上にチーム医療に貢献することである。本書を片手に、まずは画面に表示した研究用模型を計測・分析できるようになるだけでも、CADが決して「CAD/CAM冠」を設計するだけの道具ではなく、これが「チーム医療」に役立つ道具であることをだれでもすぐに理解できるはずである。このような診断用ワックスアップやプロビジョナルレストレーション、あるいは治療用義歯をデジタル化し、最終補綴装置製作に反映することを極めることが歯科技工士の質的転換への第一歩にならないだろうか。

　本書では、現在、世界中で最も普及しているCADソフトウェアの一つである**Rhinoceros**を使った単冠の製作や人工歯排列に利用可能なコマンドの学習ができるよう構成した。**Rhinoceros**の学習を通して汎用CADの歯科利用への有用性の高さについて、あらためて実感していただければ幸いである。

　なお、本書に使われている人工歯は山八歯材工業株式会社の製品であり、その商標およびその3D形状は同社の著作物である。また、**Rhinoceros**はRobert McNeel & Associates社の製品で、日本での販売元は株式会社アプリクラフトであり、CGソフトウェアのsculptrisはPixologic社の製品である。

　それでは次頁から、歯科技工士が本書で汎用CADを学ぶうえでの大まかなステップと、それぞれの段階で獲得したいスキルについて述べて緒言を締めくくりたい。

- ポリゴン：多角形の面を貼り合わせて表現されているオブジェクトのこと。
- ポリサーフェス：2つ以上のサーフェスからなるオブジェクトのこと。
- サーフェス：単にオブジェクトの表面を示しているのではなく、曲線で構成された曲面（サーフェスパッチ）の相互関係で形態定義された立体のこと。
- モデラー（Modeler、3D modeling software）：3DCADや3DCGのデータを作成するためのアプリケーションソフトウェアのこと。
- オブジェクト：仮想空間上のすべての形状を構成する点や線、あるいは面などの個々やその集合体のこと。

はじめに

Step 1
CADの基本操作を理解して、パワーポイントのようにCADを活用しよう

　以上のような歯科医学教育とデジタル教育のバランスがとれた教育環境の充実を通して、スキャナ、CT、MRI、カメラなどの機器を経由したさまざまなファイルの入出力操作を高度に行いながら、補綴装置設計のみならず、症例検討、治療提案、経過観察、歯学教育などの場面で歯科医療を支援することに深く関与できる人材育成が、患者から信頼される歯科医療の実現にとって有益であることは論をまたない。そこで本書では、世界中で使われている一般的なCADの基本知識や用語の解説に加え、「実際にどのように操作すれば、歯科で利用できるのか」が具体的にわかるように実践的なコマンドについても解説する。一方で、補綴学的な理論や実践手法、あるいは装置製作の術式などのように、すでに成書に多くが表されている事柄については本書の目的に沿わないので、各々そちらを引用されたい。したがって、本書を読み終えるころには、口腔内写真をMicrosoft社のOfficeのような一般的なデジタルツールで活用するように、CADでスタディモデルの3Dデータを活用できるようになるための基礎的知識の整理と理解ができるようになることをまずは目標にしている。

Step 2
CADの基本的知識と原理概要とを理解して自由曲面に正確に調和するスムーズな面を有する閉じたオブジェクトを作成できるようになろう

　われわれがこのような「本格的なCAD」を活用できるようになるためのファーストステップは、CADオペレーションの基礎を学ぶことである。CADで造られる補綴装置のすべての曲面は美しくスムーズであり、そして硬・軟組織側のポリゴンに適合する装置内面のポリサーフェスや、装置外側の解剖・機能学的に回復されたポリサーフェスのすべての接ぎ目が完全に閉じていなければ、造形可能なSTLフォーマットファイルを出力することはできない。したがって、サーフェスモデラーの学習において、既存の歯質や粘膜の自由曲面に正確に調和するように豊隆や辺縁を構成する「スムーズに連続する面」をモデリングできるようになることと、これらのスムーズに連続する面によって形造られる「閉じたひとかたまりのオブジェクト」を正確にモデリングできるようになる（オペレーション）ことが課題であり、そのための基本的な知識やおおまかな原理を理解することはとても重要である。

歯科に利用できるコマンドを覚えて補綴装置を設計しよう

　また、CADに対するすべての命令は、さまざまなコマンドを実行することによって行われることから、設計や分析などの用途に利用できるコマンドを学習していくことがあわせて必要になる。たとえばAutodesk社製AutoCADのコマンド数は約980種類、McNeel社製 Rhinoceros で約800種類もあるといわれているが、このうちもっとも効果的な45種類のコマンドをマスターすればCADのオペレーションはある程度できるようになる。実行方法には多少のインターフェイスの違いはあるが、たとえばSweepやLoftのような一般的なコマンドは、多くの汎用CADで共通の実行結果を得ることができることから、このような一般的なコマンドの学習プロセスにおけるスキルと知識の向上は、そのまま自身の付加価値や財産として蓄積されることになる。そしてそれらは新規アイデアの具現化や既存デザインの工夫などをCADで実現するための基本である。もちろん、CTやMRIなどの外部装置から出力されたファイルと連携することなどのような高度なファイル操作やあるいは装置設計以外の用途にもCADを活用することができるようになるためにも、歯科に利用できるコマンドを覚えることがまずはそのスタートである。

さらなる学習方法

　Rhinoceros の解説書はいくつか出版されているので、そちらもあわせて参考にしていただきたい。専門書には難解な専門用語が多く使われているので、まずは本書を熟読していただき、ある程度の基礎的知識や操作を理解した上で参考にするとより効果的かもしれない。なお、Rhinoceros には開発キット (SDK：Software Development Kit) も用意されているので、もしも適性があるようであれば、SDKを使ったプログラミングで機能拡張のためのプラグイン開発にもぜひトライして、歯科の用途にこれを効率よく活用していけるスペシャリストになってもらいたい。本書がそのきっかけになることを期待している。

Software Development Kit：SDK：ソフトウェアが開放したいくつかの機能を利用することで、そのソフトウェアと連携するサブソフトウェアを開発するために必要なプログラムや文書などをひとまとめにしたパッケージのこと。

参考文献

1. 日経BP社．IDのための3Dスキャナ活用ガイド．NIKKEI DESIGN 2002；180(6)：38-40.
2. 山下健介，原雄司．RPを使ってこそ3次元のメリットが生きる．NIKKEI DESIGN 2003；180(6)：110-111.
3. 中野田紳一，貞森紳丞，濱田泰三．可撤性義歯設計に利用できるデータライブラリに関する研究：3次元スキャナによるデータ化．広島大学歯学雑誌 2003；35(2)：201-209.
4. 鳥谷浩志，千代倉弘明．3次元CADの基礎と応用．東京：共立出版，1991.
5. 中島淳雄，斉藤兼彦，女井誠司．Rhinocerosオフィシャルトレーニングブック—プロダクトデザイナー・設計者のための3Dデジタルモデリング．東京：ワークスコーポレーション，2007.
6. 是枝靖久．Rhinoceros ver.5 入門．東京：ラトルズ，2013.
7. 中野田紳一．CADに利用可能な全部床義歯人工歯列弓構築法に関する研究．広島大学歯学雑誌 2006；38(1)：1-21.

CONTENTS

■ はじめに　　2

Chapter 1
CAD の基本　　15

01　3D ソフトウェアの種類　　16

02　CAD の画面　　19

03　コマンド　　20

04　新規ファイル作成のためのテンプレートのオープン　　23

05　既存ファイルのインポートとインサート　　25

06　3D 座標系　　26

07　ビューポートとグリッド　　28

08　ビューポートナビゲーション　　29

09　ビューポート表示モード　　30

10　作業平面と原点　　32

Chapter 2
Rhinoceros の基本オブジェクト　33

- 01　オブジェクトとプロパティ ・・・・・・・・・・・・・・・ 34
- 02　点オブジェクト ・・・・・・・・・・・・・・・・・・・・ 36
- 03　曲線オブジェクト ・・・・・・・・・・・・・・・・・・・ 40
- 04　サーフェスオブジェクト ・・・・・・・・・・・・・・・・ 47
- 05　ソリッドオブジェクト ・・・・・・・・・・・・・・・・・ 51
- 06　メッシュオブジェクト ・・・・・・・・・・・・・・・・・ 52
- 07　法線ベクトル ・・・・・・・・・・・・・・・・・・・・・ 55
- 08　STLファイルのエラー修正 ・・・・・・・・・・・・・・・ 56
- 09　STLファイル修正用ソフトウェア ・・・・・・・・・・・・ 57
- 10　CAMについて ・・・・・・・・・・・・・・・・・・・・ 61

Chapter 3
オブジェクトの操作　63

- 01　オブジェクトの選択 ・・・・・・・・・・・・・・・・・・ 64
- 02　オブジェクトの移動 ・・・・・・・・・・・・・・・・・・ 67

Chapter 4
モデリング補助機能　69

- 01　正確なモデリングのために・・・・・・・・・・・・70
- 02　グリッドスナップ・・・・・・・・・・・・・・・・71
- 03　オブジェクトスナップ・・・・・・・・・・・・・・72
- 04　オブジェクトの重ね合わせ・・・・・・・・・・・・77

Chapter 5
サーフェスモデリング　81

- 01　スケッチとフィーチャー・・・・・・・・・・・・・82
- 02　接線と曲線・・・・・・・・・・・・・・・・・・・84
- 03　曲線からサーフェスを作成する・・・・・・・・・・86
- 04　曲線やサーフェスを編集する・・・・・・・・・・・92

Chapter 6
補綴装置設計への応用　99

01　デジタル人工歯排列におけるファイルの初期設定　・・・・・・　100

02　人工歯排列の例　・・・・・・　107

03　歯肉形成の例　・・・・・・　110

04　パーシャルデンチャーフレームワークの例　・・・・・・　112

05　上顎型スプリントの例　・・・・・・　118

Chapter 7
よく使うコマンド　121

01　ツールバーのカスタマイズ　・・・・・・　122

02　効果的な45種類のコマンド　・・・・・・　123

03　知っておくと便利な65種類のコマンド　・・・・・・　125

■ あとがき　127

■ さくいん　129

Chapter 1

CADの基本

01　3Dソフトウェアの種類

02　CADの画面

03　コマンド

04　新規ファイル作成のためのテンプレートのオープン

05　既存ファイルのインポートとインサート

06　3D座標系

07　ビューポートとグリッド

08　ビューポートナビゲーション

09　ビューポート表示モード

10　作業平面と原点

Chapter 1　CADの基本

01　3Dソフトウェアの種類

　一般的に3Dデータとよばれるものは、CADやCGなどのモデラー🔖とよばれるソフトウェアによって作ることができる。これらを大別すると、サーフェスモデラー、ソリッドモデラー、ポリゴンモデラーの3種類がある。

分類	特徴	製品例	用途
サーフェス	曲線で構成された曲面(サーフェスパッチ)の相互関係で形態が定義された立体	Rhinoceros (McNeel) ThinkDesign (Think3)	宝飾品 工業製品
ソリッド	完全に閉じたサーフェスの集合体であり、いわゆる「中身が詰まった立体」と解される	123D Design (Autodesk) SolidWorks (Dassault Systèmes)	機械設計
ポリゴン	多角形で表現されるポリゴンパッチを組み合わせた集合体	3dsMax Maya (ともにAutodesk)	CGデザイン キャラクターデザイン

🔖 モデラー(Modeler、3D modeling software)：コンピュータソフトウェアの一種で、3DCADや3DCGのデータを作成するためのアプリケーションソフトウェアのこと。

サーフェスモデラーとは

　本書で取り扱う Rhinoceros はサーフェスモデラーに区分され、多くのサーフェスモデラーと同様にポリゴンやソリッドも扱うことができる。本書におけるサーフェスとは、単にオブジェクトの表面を示しているのではなく、曲線で構成された連続する曲面(サーフェスパッチ)で形態定義された立体のことである。サーフェスモデラーは、デザイナーが考える形状を「NURBS」(ナーブス)とよばれる数学的な曲線で定義するモデラーである。NURBS モデルにはポリゴンモデルのようなファセットがない。それは二次元のビットマップ(ラスター)画像とベクター画像の違いに似ている。次ページの図は左からポリゴン(直線で構成された多面体の集合で形態定義された立体)、サーフェス(曲線で構成された曲面の相互関係で形態定義された立体)、ソリッド(閉じたサーフェスで形態定義された体積データなどを有する立体)を Rhinoceros で示している。

ソリッドモデラーとは

　ソリッドとは、完全に閉じたサーフェスの集合体であり、いわゆる「中身が詰まった立体」と解されることが多い。ソリッドにはオブジェクト属性とよばれる体積や重心、あるいは重量などの物理的な情報を付与できることから、製造業における製品開発に利用されることが多い。

ポリゴンモデラーとは

　三角形あるいは四角形などの多角形で表現されるポリゴンパッチを組み合わせた集合体を立体造形するモデラーであり、映像や画像などで CG を作成する際に多く利用されている。ポリゴンモデラーでは、スカルプティングとよばれる手法にて粘土細工をするような感覚で造形することが多く、感覚的に人や動植物などの有機形状の造形に利用しやすい。一方で、形態表面上の曲線は短い直線によって近似表現することしかできないために、より精度を高めるには細かな無数のポリゴンパッチが必要になり、計算速度やファイルサイズに影響する場合がある。

　NURBS：NURBS は Non-Uniform Rational Basis Spline(非一様有理Bスプライン)の略で、曲線や曲面をモデラーで表現するための数学的モデルのこと。

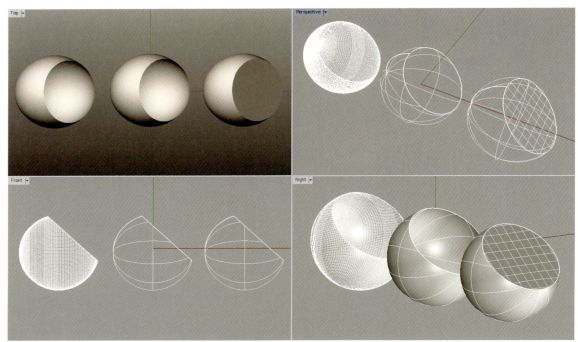

左からポリゴン(直線で構成された多面体の集合で形態定義された立体)、サーフェス(曲線で構成された曲面の相互関係で形態定義された立体)、ソリッド(閉じたサーフェスで形態定義された体積データなどを有する立体)。

　補綴装置の形状をサーフェスモデラーで形作る場合は、点と点をつないで線を描き、線から線までの間を埋めるように面を貼っていくことになる。正確なNURBSは制御点が重なったり、あるいは、接続した曲線(ポリライン)の各長さが大きく異なることなどによって、その間隔が極端に不均一であったりしてはならない。ちなみに「NURBS」はNon Uniform Rational B-Spline(ノン ユニフォーム ラショナル ビー スプライン)の略であり、「B-Spline」曲線、曲面の一種である。

 さらに詳しく(英語)http://www.rhino3d.com/nurbs/

Chapter 1　CADの基本

02 CADの画面

多くのサーフェスモデラーはおよそ似たような画面構成であり、Rhinocerosの画面を参考に汎用CADのユーザーインターフェイスを確認すると下図のとおりである。

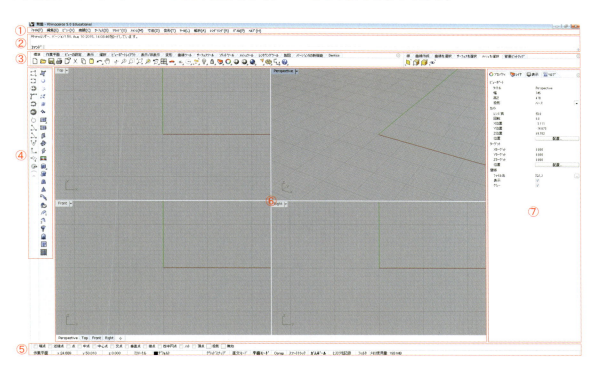

Rhinocerosのユーザーインターフェイス

①メニューバー：各種メニューからコマンドを呼び出す。
②コマンドエリア：キー入力によるコマンドの呼び出しやコマンドのログが表示される。
③ツールバー（タブ）：コマンドを呼び出すアイコンが、テーマ毎に集められたタブ。
④ツールバー（メイン）：よく使うコマンドツールのアイコンがまとまったバー。
⑤ステータスバー：カーソルの座標、現在のレイヤーステータス、各種モデリング補助機能一覧を集めたバー。
⑥ビューポート：モデルをさまざまな方向から見ることができる作業ウインドウ。
⑦ダイアログボックス：オブジェクトプロパティ、レイヤーデータ、ヘルプなどのダイアログが表示される。

Chapter 1　CADの基本

03 コマンド

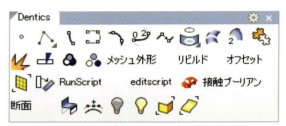
頻繁に使うアイコンを「カスタマイズタブ」に登録することが、作業の効率化にとって重要である。

　🕊**Rhinoceros**のコマンドは上図の①ツールバー、②コマンドラインボックス、および③グラフィカルユーザーインターフェイスメニュー（GUI、コマンドアイコン）のいずれかより実行することができる。ちなみに、コマンドとは文字どおりCADに対する命令のことである。前述のとおりコマンド数は800種類以上あるので、目的のコマンドを見つけ出すだけで時間がかかることが少なくない。そこで、自分がよく使うコマンドを集めた「コマンドレイアウト」（右図）になるようにアイコンの位置を移動するなどして積極的に使いやすくすることがすべての作業効率に大きく影響する。とくにツールバーには、歯科では使う機会が少ないコマンドアイコンがいくつも並んでいるので、頻繁に使うアイコンをできるだけ早期に自分だけのカスタマイズタブの中に集めていくことが重要である。

　コマンドアイコンをクリックすると、対応するコマンドがコマンドラインボックスに自動的に表示されるので、よく使うコマンドはコマンド名を覚えると良い。ほぼすべてのコマンドはメニューバーからも実行することができる。メニューバーを選択するとサブメニューが表示されるなど、機能や対象オブジェクトの種類別に文字列のメニューが表示されるようになっている。しかし、文字列は直感的ではないために目的のコマンドを探し出す作業が煩雑になりやすいことから、ビギナーにはアイコン表示であるツールバーの方がより使いやすいかもしれない。

Chapter 1-03 コマンド

コマンドを実行するには

　コマンドを実行するもっとも簡単な方法は、コマンドエリアに直接コマンド名を入力する方法である。たとえばビューポート内にスケッチされた、開いた曲線を選択する場合、具体的には ⌘ **SelOpenCrv** を入力すればよい。頻繁に使うこのようなコマンドは、「曲線選択」のようなわかりやすい名前をつけてカスタマイズタブに追加登録してもよい。

誤った操作結果をもとに戻すには

　コマンドの実行結果をもとに戻すもっとも簡単な方法は、Ctrl + Z である。コマンドエリアを確認すると ⌘ **Undo** が実行されていることを確認できる。同様に、Ctrl + Y で、もとに戻した実行結果をもう一度やり直すことができる。コマンドエリアを確認すると ⌘ **Redo** が実行されていることを確認できる。

1つ前に使ったコマンドを再度実行するには

　同じコマンドを何度も繰り返す際には、何もコマンドが実行されていない状態から Enter を押す、もしくは、ビューポート内のオブジェクト以外の任意の位置を🖱することで、直前に実行したコマンドが再実行される。ただし、⌘ **Redo** や ⌘ **Delete** などのコマンドは再実行されないので注意が必要である。

コマンドの実行結果を確認するには

　コマンドエリアとツールバーは、CADに命令を実行させるために用意されたインターフェイスである。実行されたコマンド名やプロンプト（コマンド入力待ち状態であることを表す文字列など）、あるいはコマンドログ（実行結果）はコマンドエリアで確認することができる。通常は2～3行程度の高さで表示し、自分が期待した命令が実行できているかどうか、また、実行された結果のログが期待どおり出力されているかどうかなど、ビューポートとともに、つねに確認しながら作業することがきわめて重要である。CADでは、自分が実行したコマンドが、かならず成功するとは限らない。また、予測していない結果になることも少なくない。そのようなときに、実行したコマンドの結果を確認する際にも便利な小窓がコマンドエリアである。コマンドエリアで実行結果を確認すると、エラーの原因が実は選択ミスやクリックミス、あるいはオブジェクトの種類やビューポートの選択ミスなどの比較的単純な操作ミスによるものかどうかも確認することができる。一方で、ポリゴンメッシュのパッチのわずかな欠落や、法線方向が不規則であること、あるいは、NURBSの制御点が重なっていること、などのようにコマンドエリアだけではなかなか発見できない原因によって期待どおりにならないことも少なくない。CADではひとつの目的を達成するためにいくつも方法が用意されているので、このようにエラーの原因が最終的に特定できない場合は、早めに別の方法で再試行することが望ましい。

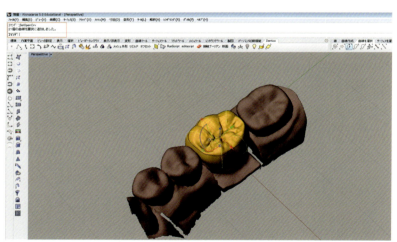

コマンドエリア：自分が期待した命令が実行できているかどうか、また、実行された結果のログが期待通り出力されているかどうかをつねに確認する。

　法線方向：ポリゴンメッシュには各頂点から垂直方向に計算できるベクトル（頂点法線ベクトル）のほかに、ポリゴンメッシュ面から垂直に出るベクトルも計算することができる。このベクトルを面法線ベクトルといい、その向きを面法線方向あるいは単に法線方向という。

　制御点：曲線の形状を定義する点。ある曲線に近似させたい場合、理論上は制御点が多いほどより近似させることができる。

Chapter 1-04 新規ファイル作成のためのテンプレートのオープン

Chapter 1　CADの基本

04 新規ファイル作成のための テンプレートのオープン

`⌘ New` の実行時に表示されるテンプレート選択画面。

　すべての作業はまず、精度を決定した **Rhinoceros** の新規ファイルを作成することからはじまる。新規ファイルを作成する際には、取り扱う大きさによって許容差❗と単位の組み合わせでテンプレートが用意されているので、それを開くことになる。以降、設計時には、ここで選択した許容差により、スケッチ❗やフィーチャー❗に要求される精度が決定する。つまり、テンプレートが選択されると、選択したテンプレートの許容差の単位と精度で計算が行われることになる。

❗ 許容差：寸法許容差は、コンピュータ上に数値で示される寸法と実際の寸法との（許される）誤差を示す値のこと。モデルを作成しはじめる際に決定した許容差は途中で変更しないこと。

❗ スケッチ：フリーハンドで作図した線分の集まりであり、直線あるいは曲線からなる二次元の図形のこと。

❗ フィーチャー：サーフェスなどスケッチを使って作成した立体のこと。

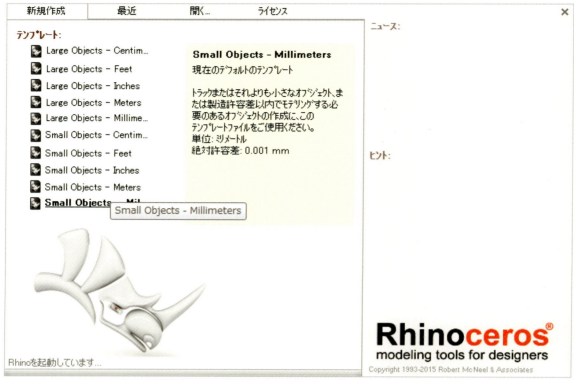

ソフトウェアの起動時に表示されるテンプレート選択画面。

　Rhinoceros では、許容差を最小フィーチャーの1/10を目安にする。一般的な装置設計の場合のように最小フィーチャーが100μmであれば、許容差10μmのLargeObjectsを、また、それがとくに高度な精度が要求されるアタッチメントなどの装置設計のように10μmであれば、許容差1μmのSmallObjectsを選択すればよい。多くのCAD製品では単位にmmを指定したとしても計算はmで行われる。しかし、Rhinocerosでは、すべての計算はユーザーが指定した単位と許容差を使って行われる。計算方法が2進法であるコンピュータではその計算誤差や不正確さにおいて、mmからin（インチ）への変換とmmからmへの変換とは同等の計算誤差が生じる。なお、単位は通常は「millimeters」を選択すればよい。各種テンプレートの差が、ファイルサイズや計算速度に及ぼす影響について細かな仕様は公開されていないが、途中でこれらを変更しないことが重要である。

計算速度：0.0001よりも小さい許容差を使用すると、いくつかの交差やフィット処理で計算速度が遅くなる傾向がある。

Chapter 1-05 既存ファイルのインポートとインサート

05 既存ファイルのインポートとインサート

Chapter 1 CADの基本

　Rhinocerosでは、拡張子が.3dmファイルで保存されたファイルを既存ファイルとして開くことができるほか、STLやOBJ形式のファイルフォーマットに変換された模型、バイト、人工歯などのデータを新規ファイル上に重ねて開くことができる。CTやMRIで撮影したデータも領域を抽出してSTLに変換できる機能が搭載されていれば、それをRhinocerosで扱うことができる。

　また、必要があれば正貌や側貌のJPEG画像なども ⌘PictureFrame を実行してインポートすることができる。通常は ⌘Import コマンドで3Dファイルを読み込むことが多い。これに対して、⌘Insert コマンドは、位置やスケール、回転などを指定してインサートすることができる。自由に使えるサンプルはこちら→ http://www.dentics.net/index.php（ユーザ登録が必要）。

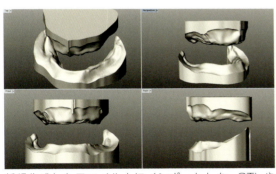

新規作成したファイル上にインポートした、STLやOBJ形式のファイルフォーマットに変換された模型データ。

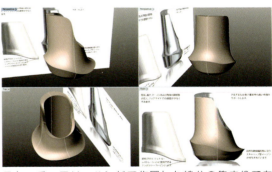

スケッチ：フリーハンドで作図した線分の集まりであり、直線あるいは曲線からなる二次元の図形のことをいう。また、スケッチに対して押し出しコマンドである ⌘ExtrudeCrv などを実行し、立体にしたものをフィーチャーとよび、とくにスケッチから作成したものをスケッチタイプフィーチャーという。

- STL：Standard Triangulated Languageの略で、3D形状のデータを保存するファイルフォーマットのこと。
- OBJ：多くのCGソフトがサポートするファイルフォーマットとして広く使用されている。
- JPEG画像インポート：JPEG画像なども ⌘PictureFrame を実行してインポートできる。

Chapter 1　CADの基本

06　3D座標系

上下顎のオブジェクトを *Rhinoceros* に表示した際には、まず画面内でどの方向にモデルを向けると作業しやすいかを考えることになる。そのためにも座標系について十分理解しておく必要がある。*Rhinoceros* には空間に固定されたワールド座標と各ビューポートで定義可能な作業平面座標とがある。

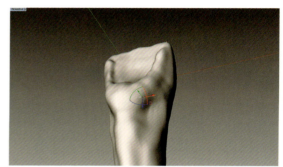

各種オブジェクトをCADにインポートした際、どの方向にモデルを向けると作業しやすいかを考える。

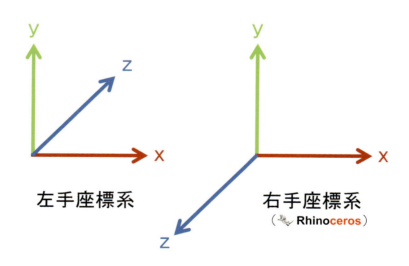

一般的なモデラーはX軸の正の方向は画面の右側であり、Y軸の正方向は画面の上方である。ただしZ軸の正方向は、XY平面においてY軸の正方向が画面の上方であるとき、手前がZ軸の正方向であるもの（右手座標系、*Rhinoceros*）と、奥が正方向であるもの（左手座標系）があり、他のアプリケーションとのデータ共有や互換には注意が必要である。

Chapter 1-06　3D座標系

　Rhinocerosに上下顎のモデルを配置する場合は、正貌において上顎方向にZ軸の正方向が、そして、左側方向がX軸の正方向になるように配置すると、YZ平面が矢状面に一致するよう配置でき、後述するビューポートで直感的なレイアウトになる。

　正確な3Dモデリングを行うためには、口腔内の解剖学的指標を基準にした座標系と、頭蓋あるいは顔面皮膚上の座標系とCADの座標系を揃え、その空間上にオブジェクトの方向を揃えることで矢状、前頭、水平の各面を作業平面に一致させるように規格化することが重要である。

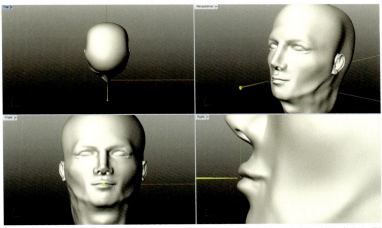

上顎方向にZ軸の正方向が、そして、左側方向がX軸の正方向になるように配置すると、YZ平面が矢状面に一致する。

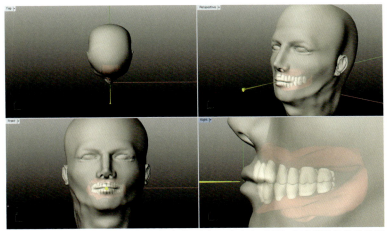

口腔内の解剖学的指標を基準にオブジェクトの方向をCADの座標系に揃えることで矢状・前頭・水平の各面を作業平面に一致させるように規格化することが重要。

Chapter 1　CADの基本

07 ビューポートとグリッド

　作業用模型などをさまざまな方向から見ることができる作業ウインドウをビューポートとよぶ。デフォルトではTop、Front、Perspective、Rightの4つのビューポートが表示され、それぞれ、上顎基底面、正面、斜め上、左側に相当するようにモデルを配置すると直感的である。各ビューポートにはグリッドとよばれる格子状の線があり、その間隔は、ドキュメントのプロパティ（⌘ **DocumentProperties**）などで定義された単位当たりの寸法を示している。下図は1マス50mmに設定している様子を示している。

　ビューポートのプロパティの値を変更して、グリッドを非表示にしたり、背景色を変更したりすることができる。使いやすい画面になれば、OKボタンをクリックしてプロパティダイアログを閉じると設定が完了する。仮想咬合平面や、前方基準点は、プロパティで設定するのではなく、後述するオブジェクトで自作して表現することになる。

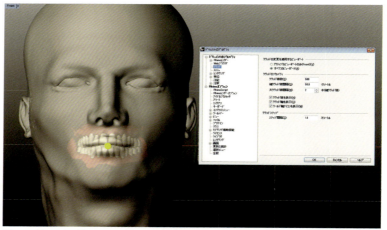

Top、Front、Perspective、Rightの4つのビューポート。それぞれ、上顎基底面、正面、斜め上、左側に相当。

Chapter 1-08 ビューポートナビゲーション

Chapter 1　CADの基本

08 ビューポートナビゲーション

　各ビューポート内に表示される補綴装置のモデルは、オブジェクト以外の画面上で🖱でドラッグするとオブジェクトの位置を変更することなく、視点を移動(パン)することができる。TOPやRIGHTなどの平行ビューはパンし、パースビューは回転する。この操作は、コマンドの実行中にもオブジェクトの細かな部分を確認するために活用することが多い基本的な操作方法である。Ctrl + 🖱でドラッグすると、マウスホイールと同様にズームイン、ズームアウトすることができる。平行ビューポートにおいても、Ctrl + Shift + 🖱でドラッグすれば、ビューを回転することができる。

　回転した各ビューポートを初期の状態に戻すには、コマンドエリアにて ⌘Plan を実行する。すべてのビューポートを一度に初期の状態に戻すには、コマンドエリアにて ⌘4View を実行する。

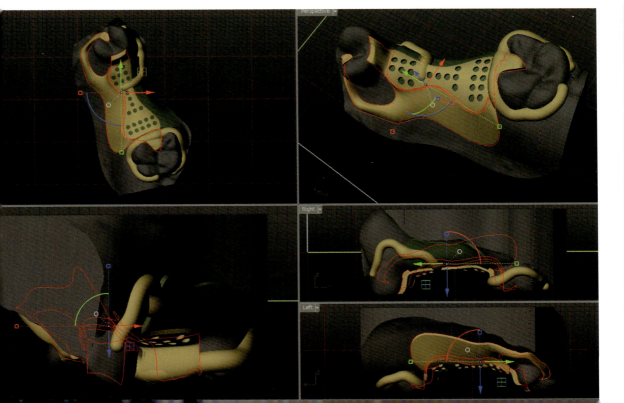

Chapter 1　CADの基本

09 ビューポート表示モード

オブジェクトは必要に応じていくつかのモードで表示することができる。ワイヤフレームモードでは、外形を形づくる曲線の集まりのように表示することができ、これらの曲線はアイソカーブとよばれる。表示速度は、シェーディングされていないワイヤフレームモードがもっとも速く、レンダリングモードがもっとも遅い。

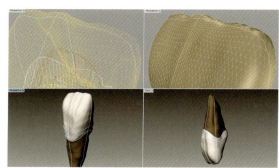

左上：ワイヤフレームモード、左下および右下：レンダリングモード、右上：シェーディングモード

ワイヤフレームモードで表示するには

①ビューポートの表示モードを切り替えるにはいくつか方法があるが、まず重要なことはモードを切り替えたいビューポートをアクティブにすることである。たとえば、ビューポートの左上隅のTopビューポートタイトルをして、アクティブビューポートにすることができる。アクティブビューポートがフォーカスされると、すべてのコマンドや操作はアクティブビューポートを対象に実行される。
②ビューポートタイトルをして表示されるメニューの中からワイヤフレームをする。

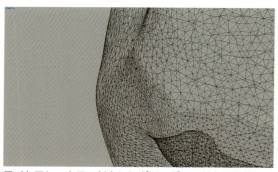 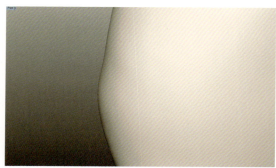

ワイヤフレームモードとレンダリングモードとの比較。左：ワイヤフレームモード、右：レンダリングモード。シェーディングモードは形状をよりイメージしやすくするために、レイヤー色でサーフェスやメッシュを表示することもできる。

Chapter 1-09 ビューポート表示モード

シェーディングモードで表示するには

①ビューポートの表示モードを切り替えるにはいくつか方法があるが、まず重要なことはモードを切り替えたいビューポートをアクティブにすることである。たとえば、Frontビューポートタイトルをして、アクティブビューポートにする。アクティブビューポートがフォーカスされると、すべてのコマンドや操作はアクティブビューポートを対象に実行される。
②ビューポートタイトルをして表示されるメニューの中からシェーディングをする。

レンダリングモードで表示するには

①ビューポートの表示モードを切り替えるにはいくつか方法があるが、まず重要なことはモードを切り替えたいビューポートをアクティブにすることである。たとえば、Perspectiveビューポートタイトルをして、アクティブビューポートにする。アクティブビューポートがフォーカスされると、すべてのコマンドや操作はアクティブビューポートを対象に実行される。
②ビューポートタイトルをして表示されるメニューの中からレンダリングをする。したままマウスをドラッグすればビューを回転することができる。**Rhinoceros**では、ビューの表示履歴が記録されており、 Home を押すと直前のビューに1コマ履歴を戻ることができる。同様に、 End を押すと1コマ進めることができる。

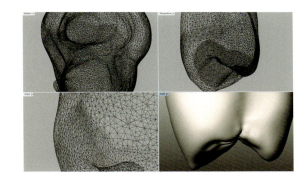

レンダリングモードとワイヤーフレームモード。

その他のモード

Rhinocerosでは、その他にゴースト表示（サーフェスを半透明表示）やX線（重なるオブジェクトのアイソパラメトリック曲線を隠さず表示）など、いくつか表示オプションがある。

シェーディング：CGやCADなどで明暗のコントラストによって立体感を与える立体の表現方法。

Chapter 1　CADの基本

10　作業平面と原点

通常は、ビューポートの中心にローカル座標の原点があり、その原点を通る平面を各ビューポートの作業平面とよぶ。画面に表示されたグリッドが作業平面を示しており、その原点は赤い線で示されているX軸と緑色の線で示されているY軸の交点である。特別な事情がなければ切歯点や上顎中切歯近心隅角間中点をローカル座標の原点と一致させ、咬合平面を作業平面（XY平面）に一致させるとよい。咬合平面の決定には前方基準点以外に後方基準点が2つ必要であることから、咬合採得時には従来の表示線に加え、スキャナで計測できる位置や大きさのジグなどによって、顔面皮膚上のランドマークなどを参考に仮想咬合平面の後方基準点の2点を簡易記録できるようにすることなどの新たなアイデアが必要である。なお、⌘CPlaneを実行して作業平面の向きと原点を変更することができるが、変更には十分な知識が必要であることから注意しなければならない。

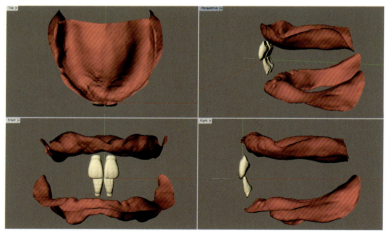

画面に表示されたグリッドが作業平面を示す。原点は赤い線で示されているX軸と緑色の線で示されているY軸の交点。

Chapter 2
Rhinocerosの基本オブジェクト

01　オブジェクトとプロパティ

02　点オブジェクト

03　曲線オブジェクト

04　サーフェスオブジェクト

05　ソリッドオブジェクト

06　メッシュオブジェクト

07　法線ベクトル

08　STLファイルのエラー修正

09　STLファイル修正用ソフトウェア

10　CAMについて

Chapter 2　Rhinocerosの基本オブジェクト

01 オブジェクトとプロパティ

　補綴装置のモデルは、点や線あるいは面などの集合体で構成され、これらをオブジェクトとよぶ。Rhinocerosの基本的な形状（ジオメトリック）は、点、曲線、サーフェス、ソリッド、そしてポリゴンメッシュオブジェクトである。すべてのオブジェクトはそれを定義している変数（プロパティ）の集まりでできており、プロパティは名前（あるいはキー）と値とのセットによって構成される。たとえば、上顎左側中切歯のSTLをインポートした後、プロパティのリストからT21のような任意の名前を付けることができる。ほかにも表示色や線の太さ、背景色などこれらはすべてプロパティのキーによって管理することができる。

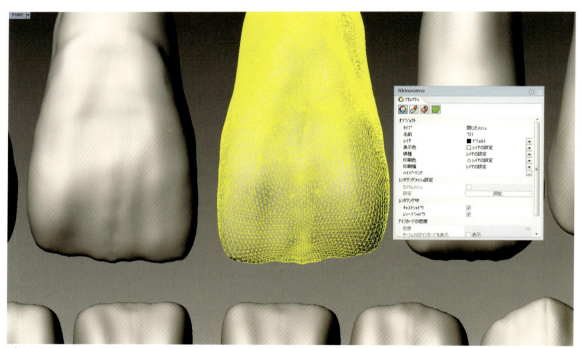

プロパティはキーと値のセットによって構成され、表示色や線太さ、背景色などはキーによって管理することができる。

Chapter 2-01 オブジェクトとプロパティ

名前がついたオブジェクトは、たとえば、下記のようなプログラムコードで選択することができるようになる。プログラムで目的のオブジェクトを選択できるようになれば、それを回転したり、移動したりするプログラムを記述できるようになる。

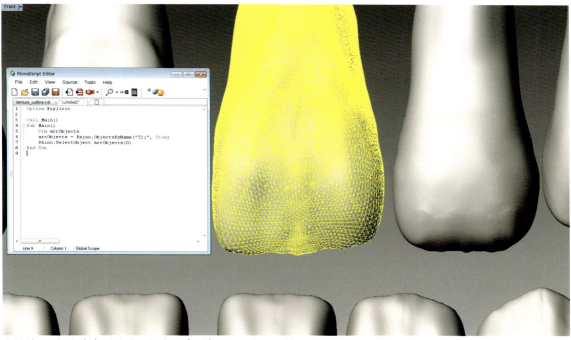

名前がついたオブジェクトを選択するプログラムコードの一例。

 プログラムを実行するには

① 任意のオブジェクトを選択し、プロパティタブ内の名前キーに「T21」と入力する。
② Rhinocerosでプログラムを実行するには、コマンドエリアに ⌘ Editscript を入力してエディタを起動し、右記のプログラムコードを入力して F5 でコードを実行する。

プログラムコード

Dim arrObjects
arrObjects = Rhino.ObjectsByName("T21", True)
Rhino.SelectObject arrObjects(0)

Chapter 2　Rhinoceros の基本オブジェクト

02 点オブジェクト

　ポリゴン上のすべての解剖学的指標は、CADにおいては単なる平面(メッシュのひとつの平面、ポリゴンパッチ)にすぎない。したがって補綴装置設計に必要な点を定義する場合や、オブジェクトどうしを重ね合わせる際のように、その代表点を決定する場合には点オブジェクトを利用することがある。たとえば、切歯乳頭やハミュラーノッチなどのランドマークの座標は、点によって定義することができる。点オブジェクトは **Rhinoceros** のオブジェクトの中でもっとも単純なオブジェクトであり、空間のどこにでも配置することができる。このような点オブジェクトは、歯槽頂線や仮想咬合平面の配置の目安として活用することができる。

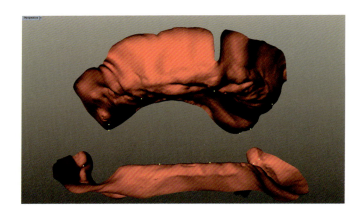

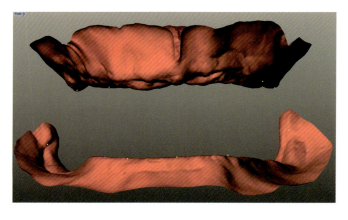

切歯乳頭やハミュラーノッチなどのランドマークの座標は、点によって定義することができる。

Chapter 2-02　点オブジェクト

点オブジェクトを作成するには

① コマンドエリアにて ⌘ **Point** を実行する。
② 任意のランドマーク付近をして、いくつかのビューポートで位置を確認しながら適切な位置に点オブジェクトを移動する。

ランドマークを続けてピックするなど複数の点オブジェクトを連続して作成するには

① コマンドエリアにて ⌘ **Points** を実行する。

曲線を実距離でN等分するには（曲線上にN個の点オブジェクトを配置するには）

① 曲線オブジェクトの基点から指定したセグメント数の点オブジェクトを作成するには曲線オブジェクトを選択した後、コマンドエリアにて ⌘ **Divide** を実行する。

すべての点オブジェクトを選択するには

① コマンドエリアにて ⌘ **SelPt** を実行する。

マウスピッキング：画面上に描画された3Dオブジェクトをマウスポインタで選択（ピック）すること。

ランドマーク上に点オブジェクトを投影するには

　点オブジェクトを試行錯誤的に配置する以外にもっとも効率が良い設置方法は、ランドマーク上に点オブジェクトを投影（⌘ Project）する方法である。下図は上顎の水平面投影ビューで、点オブジェクトを配置した後、上顎粘膜面上に投影したものである。投影コマンドはアクティブなビューポートにオブジェクトを投影する。

①インポートした上顎模型

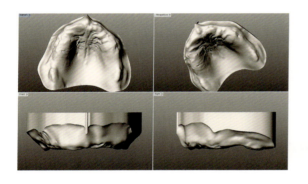

②上顎の水平面投影ビューで、点オブジェクトを配置

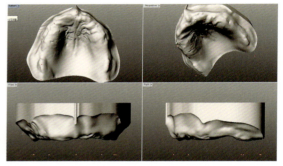

③投影コマンドはアクティブなビューポートにオブジェクトを投影（下図では、左上ビューポートが選択されており、点は顎堤上へ水平面に対して垂直に投影される）

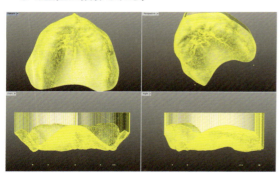

④投影（⌘ Project）された点オブジェクトが示すランドマーク

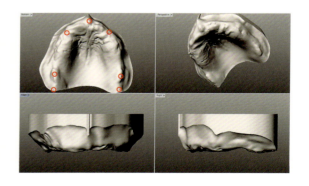

Chapter 2-02 点オブジェクト

点オブジェクト上にタイトルテキストを表示するには

コマンドエリアに ⌘**Editscript** を入力してエディタを起動し、右記のプログラムコードを入力して F5 でコードを実行する。クリックした場所に "入力したい文字" が表示される。

プログラムコード
```
Dim arrPoint
arrPoint = Rhino.GetPoint(False)
Rhino.AddTextDot CStr("入力したい文字"), arrPoint
```

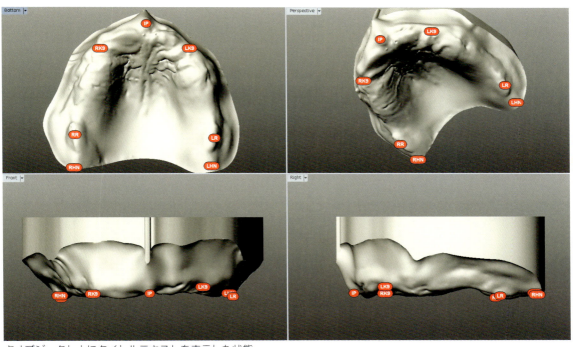

点オブジェクト上にタイトルテキストを表示した状態。

Chapter 2　Rhinocerosの基本オブジェクト

03 曲線オブジェクト

補綴装置の設計線のすべては、直線を含めてすべて曲線である。曲線はセグメントとよばれる単位で構成され、セグメント数が多いほど複雑な曲線を表現できるが、ファイルサイズが大きくなる。

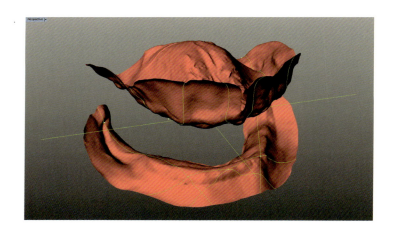

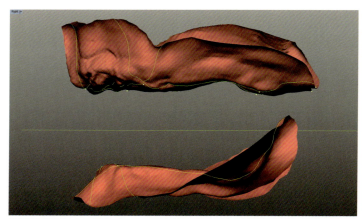

歯槽頂線の例：曲線をメッシュオブジェクト上に定義することができる。

Chapter 2-03 曲線オブジェクト

　前述のようにポリゴン上にランドマークを示す点オブジェクトの位置を決定する方法には、点オブジェクトを直接移動して配置する方法がもっとも簡単ではあるが、その位置を正確に決定するためには、やや試行錯誤が必要である。そのような場合、点を対象オブジェクトに直接投影するほかにも曲線上や、2曲線の交点などを利用する方法もある。まず曲線をランドマーク上に投影（⌘ Project）して、その曲線上にオブジェクトスナップ🔽を活用しながら、点オブジェクトをピックしていく方法を下図に示す。この方法によればランドマーク上でかつデザインした曲線の延長線上に正確に点オブジェクトを配置することができる。

① 見かけ上の歯槽頂線を咬合面観の作業平面上にスケッチ

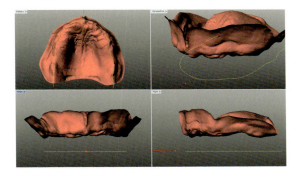

② 咬合面観において曲線を上顎のポリゴンメッシュにプロジェクト（⌘ Project）

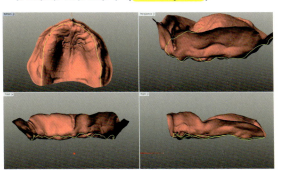

③ メッシュ表面の曲線上にあるランドマークに近接点スナップで点オブジェクトを配置

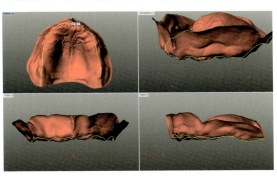

④ 同様に、右側ハミュラーノッチにも配置

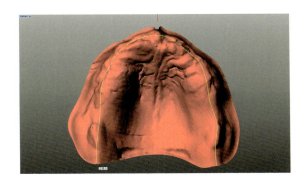

🔽 オブジェクトスナップ：マウスカーソルに追従するマーカーの動きを特定のオブジェクトの決まった位置に拘束することで正確なオペレーションを支援するモデリング補助機能。

⑤同様に、左側ハミュラーノッチにも配置

⑥たとえば、切歯乳頭からハミュラーノッチまでの実距離の1/2の場所に点オブジェクトを配置するには、まず ⌘Point を実行した状態で ⌘Between をコマンドエリアに入力する。この状態から、まずはIPをピック

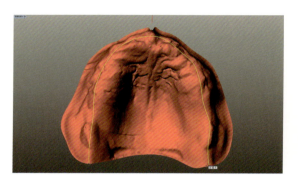

⑦同様に、HN をピック

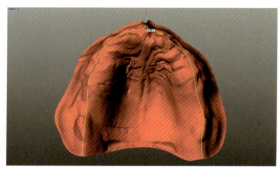

⑧切歯乳頭からハミュラーノッチまでの距離の1/2の点

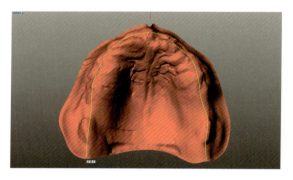

⑨作業平面上に1/2を通る前頭断面をスケッチ

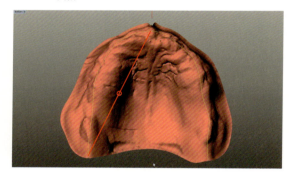

⑩同様に反対側も ⌘Between で配置するために、まず ⌘Point を実行した状態で ⌘Between をコマンドエリアに入力する。この状態から、まずはIPをピック

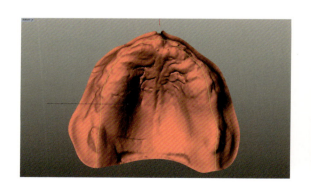

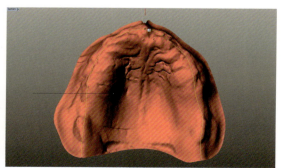

Chapter 2-03　曲線オブジェクト

⑪ 同様に HN をピック

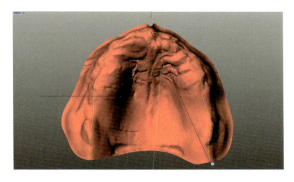

⑫ 切歯乳頭からハミュラーノッチまでの距離の1/2の点

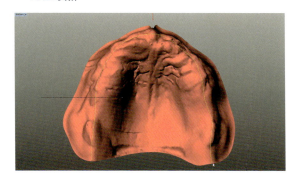

⑬ 作業平面上に1/2を通る前頭断面をスケッチ

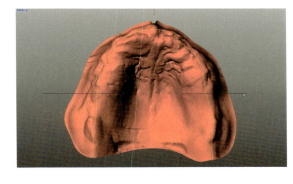

⑭ 曲線を上顎のポリゴンメッシュにプロジェクト

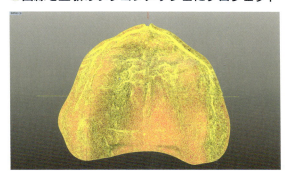

⑮ 上顎のポリゴンメッシュにプロジェクトされた曲線

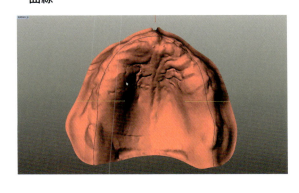

⑯ 上顎の基準点および基準線の例

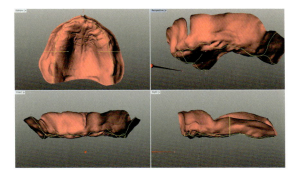

直線オブジェクトを作成するには

①コマンドエリアにて ⌘ Line を実行する。

 曲線オブジェクトを作成するには

①コマンドエリアにて ⌘ Curve を実行する。

 歯槽頂線のような断面曲線を作成するには

①たとえば上顎のメッシュオブジェクトを選択した後、コマンドエリアにて ⌘ Section を実行する。
②始点を🖱する。
③終点を🖱する。

　直線や曲線は接続コマンドによって接続することができる。いくつもの直線や曲線のセグメントを接続したオブジェクトをそれぞれポリライン（直線のセグメントのみで構成）、ポリカーブ（線種に依存しない）とよぶ。また曲線の種類には、円弧、だ円、ヘリカル、スパイラルのような開いたオブジェクトと、円、多角形のような閉じたオブジェクトがあり、直線や曲線のセグメントを自由に接続したオブジェクトによって、閉じた、あるいは開いたオブジェクトを作成することができる。

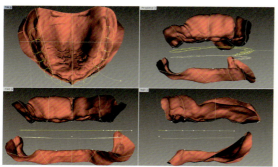
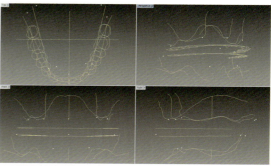

コンタクトポイントの断面曲線をポリカーブで接続する。すべての設計線は通常、ポリラインもしくはポリカーブでできている。

Chapter 2-03 曲線オブジェクト

 連続した直線オブジェクトをつないだポリラインを作成するには

①コマンドエリアにて ⌘ Polyline を実行する。

 連続した曲線オブジェクトをつないだポリカーブを作成するには

①コマンドエリアにて ⌘ InterpCrv を実行する。

 すべての曲線オブジェクトを選択するには

①コマンドエリアにて ⌘ SelCrv を実行する。

 連続する曲線オブジェクトを結合するには

①連続する2つ以上の曲線を選択する。
②コマンドエリアにて ⌘ Join を実行する。

2つ以上のオブジェクトを選択するには

①Shift を押しながらオブジェクトを🖱する。
②不要なオブジェクトを選択から除くには、Ctrl を押しながらオブジェクトを🖱する。

既存の粘膜の自由曲面に調和するように豊隆を決定するための曲線

犬歯相当部で顎堤粘膜面に投影した曲線（図中番号②）と咬合堤犬歯相当部から延長した曲線（図中番号①）とを接線連続でブレンド（⌘ BlendCrv）することで調和した辺縁形態の断面曲線を得ることができる。

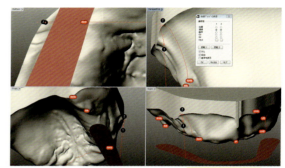

辺縁形態を決定する曲線をブレンド（⌘ BlendCrv）コマンドで作成する。

 パラメトリック曲線とは

Rhinocerosでは、曲線（直線）からサーフェスを作ることができる。ワイヤフレーム表示でわかるように、サーフェスは曲線の集まりによって構成されている。このような曲線は３D空間上に描かれるグラフ曲線のように考えることができる。つまり任意のパラメータによって決定される（x、y、z）座標の集まりから得られる曲線をパラメトリック曲線とよぶ。パラメトリック曲線はその位置と方向の情報によって、サーフェスの形状を見やすくしている等高線のような役割を果たしているだけで、いわゆるポリゴンとポリゴンメッシュとの関係のようにそれ自体が立体を構成しているわけではない。パラメトリック曲線のスケッチには、スムーズで突然折れ曲がることがない曲率連続であることや同一平面上でループ形状にならないようにすることなどの注意が必要である。

▶ アイソパラメトリック曲線（アイソカーブ）：アイソカーブともよばれ、ノットとよばれる曲線や曲面相互のつなぎ目に描かれる。ノットが少ないほどスムーズになる。

▶ 曲率連続：曲線を局所的に円弧とみなしたときの円の半径をその点における曲率半径といい、２つの異なる曲線が共通の端点で曲率半径が同じである場合、２つの曲線は曲率連続であるという。

Chapter 2　Rhinoceros の基本オブジェクト

04　サーフェスオブジェクト

　ポリラインとポリカーブと同様に、連続するサーフェスを ⌘Join で結合してポリサーフェス🔖にすることができる。補綴装置の表面は複数の面をつなぎ合わせることで作成されたポリサーフェスによって作成することができ、このサーフェスの単位をセグメントに対して、パッチという。

種類	構成単位	オブジェクト
曲線（カーブ）	セグメント	ポリカーブ
面（サーフェス）	パッチ	ポリサーフェス
面（メッシュ）	ポリゴン	ポリゴンメッシュ

🔖ポリサーフェス：2つ以上のサーフェスパッチによって構成される連続したサーフェスのこと。

平面オブジェクトを作成するには

①コマンドエリアにて ⌘ **Plane** を実行する。
②1つ目のコーナーを🖱する。
③2つ目のコーナーを🖱する。

単純なサーフェスとして、まずは平面を挙げることができる。サーフェス内には十字でハイライトされているアイソカーブがあり、エッジとよばれる外周に囲まれている。

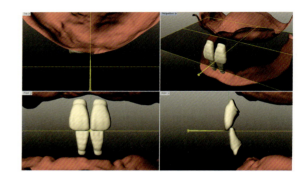

長方形サーフェスを形成して仮想咬合平面を作成する。

 ## 開いたサーフェスと閉じたサーフェス

2つ以上のサーフェスパッチによって構成される連続したサーフェスのことをポリサーフェスとよぶ。ポリサーフェスには、曲線と同様に「開いたポリサーフェス」と「閉じたポリサーフェス」がある。特に「閉じたポリサーフェス」はソリッドとして扱うことができる。ソリッドは、閉じたメッシュオブジェクトへと正確に変換することができ、それは正確なSTLとして出力することができる。したがって、補綴装置の表面を構成するすべてのサーフェスパッチ相互のエッジどうしは、隣り合って完全に接触している必要がある。このような隣り合ったエッジを「シーム」(縫合線)とよぶ。つまり、シームはかならず完全に閉じた状態でなければならない。開いたポリサーフェスからは正確なSTLを作成することはできない。

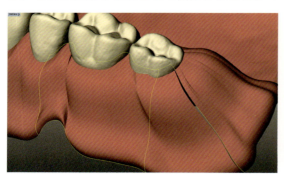

エッジが閉じていないサーフェス(左図)と、閉じたサーフェス(右図)。

Chapter 2-04 サーフェスオブジェクト

　ジュエリーやメガネ、ヘルメットのようなプロダクトデザインの場合は、個々の人体に適合する製品を作ることは少ないことから、3D空間内でかなり自由にデザインすることができる。しかもメッシュとサーフェスが混在することは少ない。したがって、そのシームもはじめからそのすべてがポリサーフェスのエッジとなり、最終的な接続や結合が比較的容易である。

　しかし、補綴装置のデザインはメッシュとサーフェスがスムーズに連続するようオブジェクトを作成する作業を頻繁に行うことになり、この点においてそれらとは異なる。たとえば以下のクラウンのような装置の場合は、まず支台歯のポリゴンメッシュ表面に投影した曲線を使って、内冠部分のポリサーフェスを作成することで歯質ポリゴンメッシュ表面に適合する表面を作成する。そして、外部ファイルとして保存されている咬合面形態のポリゴンメッシュファイルをインポートして位置を決定した後、そのエッジなどから外周部分のポリサーフェスを作成する。このようにして作成された内冠ポリサーフェス、咬合面ポリゴンメッシュ、外周ポリサーフェスのように異なる種類のオブジェクトは、最終的にはポリゴンメッシュに変換した後、それぞれのシームで完全に閉じることができなければならない。

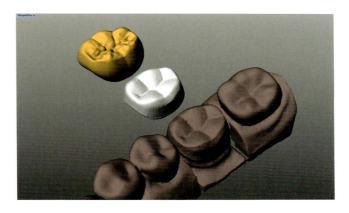

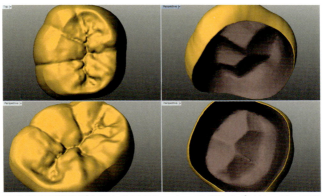

支台歯の歯頸線が内冠と外冠のシーム。すべてのポリサーフェスを結合して閉じた1つのポリサーフェスを作る。

以上のように補綴装置のシームは、ポリサーフェスのエッジだけではなく硬・軟組織や歯冠形態のメッシュ表面に投影された曲線であることも少なくない。たとえば、不正確なSTLデータから作成したメッシュの外形線(ポリライン)のように、その制御点(あるいは編集点)の過密な部分と疎な部分が不均一に分布してしまうことや、場所によってはこれらが重なっていることがある。このようなメッシュから作成されたポリラインのようにシームとして利用できないことも多く、これが完全に閉じたオブジェクトの正確な作成を困難にしている原因のひとつである。したがって、インポートするSTLデータは幾何学的に矛盾がないデータでなければならない。

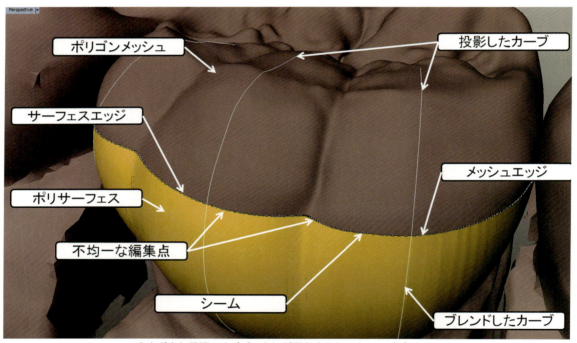

さまざまな種類のオブジェクトが混在するクラウンのデザイン。

Chapter 2-05 ソリッドオブジェクト

Chapter 2　Rhinoceros の基本オブジェクト

05 ソリッドオブジェクト

　補綴装置表面のポリサーフェスがすべて閉じた構造をしているときに、はじめて厚みを有する立体として取り扱うことができ、この立体をソリッドとよぶ。Rhinoceros で補綴装置を製作する際は、閉じたサーフェスとソリッドの区別を意識することは少ない。

 ソリッドを作成するには以下のいずれかの方法で実行できる

① サーフェスを選択してコマンドエリアにて ⌘ `CreateSolid` を実行する。
② 閉じることができるすべてのサーフェスを選択して ⌘ `Join` で結合する。

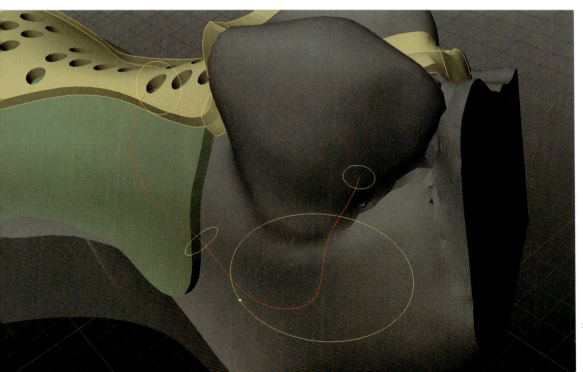

Chapter 2　Rhinoceros の基本オブジェクト

06 メッシュオブジェクト

　STL によって定義された形状をインポートすると、そのオブジェクトの表面はサーフェスとは異なる多角形の面を貼り合わせて表現されている。Rhinoceros では、この形状のうちその単位をポリゴンとよび、その集まりをポリゴンメッシュもしくは単にメッシュとよぶ。

メッシュオブジェクトを作成するには

① コマンドエリアにて `⌘ MeshPlane` を実行する。

STL によって定義された形状をインポートすると、そのオブジェクトの表面はサーフェスとは異なる多角形の面を貼り合わせて表現されている。

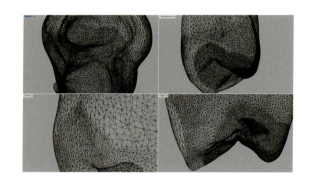

　スキャナなどによって計測された印象面や作業模型、あるいは人工歯、場合によって他のアプリケーションから出力された骨などのデータは、一般的には STL 形式のファイルフォーマットに変換して CAD にインポートすることが多い。Rhinoceros では、STL はメッシュオブジェクトとして扱われることになる。また、CG などのソフトウェアを使って作成した歯冠形態ファイルなどは OBJ ファイルとしてインポートすることができる。このファイルも、Rhinoceros では STL と同様にメッシュオブジェクトとして取り扱うことができる。たとえばこのようなメッシュオブジェクトのブーリアン演算はメッシュオブジェクトどうしの演算によって実行することができる。前述の `⌘ MeshPlane` などのように、ポリゴンメッシュの単純な立体をプリミティブといい、このようなメッシュの演算に使われることもある。また、メッシュオブジェクトを切断するだけであれば `⌘ SplitMeshWithCurve` によって曲線で分割することができ、義歯床外形線で粘膜面を分割する際などに利用できる。

52

Chapter 2-06 メッシュオブジェクト

　プリミティブとは本来、立体の構成要素のうちもっとも基本的な構成要素を示すが、本書におけるプリミティブとは特別に記載がない場合はメッシュオブジェクトの基本形状を指すこととする。

　Rhinocerosのプリミティブには、比較的単純な数式で定義できる平面、球、円錐、円柱、あるいは多面体などが用意されている。工業界では多く利用されるプリミティブであるが、歯科領域における有機形状のモデリングに使う機会は少ないかもしれない。歯科での用途を挙げるならば、たとえば作業用模型の基底面を平らに整えたり、天然歯部分を削除したりするなどのように、インポートしたSTL（作業用模型など）のブーリアン演算処理を行うための切断オブジェクトとして利用することや、あるいは完成したモデルをメッシュ変換した後の加工に利用することがある。

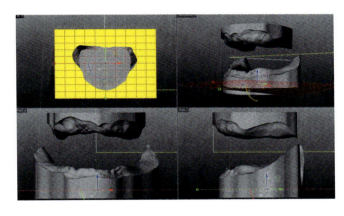

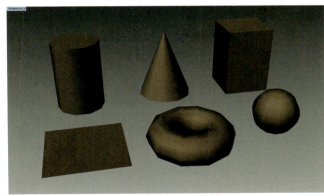

円柱、円錐、直方体、平面、トーラス、球の各プリミティブ。

ブーリアン演算（集合演算）：体積をもった形状どうしの和、差、積の集合演算により造形する方法。

前述したように、メッシュオブジェクトは３Dスキャナで計測して取得したSTLデータ以外にもさまざまなCGソフトを使ってモデリングして得た形状のデータファイルをインポートすることによっても取り扱うことができる。たとえばフリーソフトのpixologic社製sculptrisは図に示すように非常に簡単に歯冠形態を表現することができる。Rhinocerosとは異なるこのようなモデリング手法はスカルプティングとよばれる。スカルプティングは、モデリングの基礎となる手法のひとつで、細密なディテールを作り出すことに適している。Rhinocerosでは表現が困難な微細なテクスチャや、溝やしわなど自然なディテールの表現が比較的容易に表現可能である。

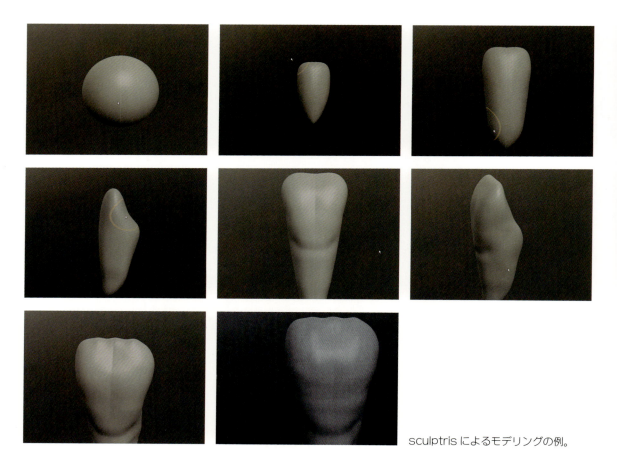

sculptrisによるモデリングの例。

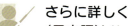 さらに詳しく
（日本語）http://oakcorp.net/zbrush/sculptris/index.php
（英語）http://pixologic.com/sculptris/
（日本語ヘルプドキュメント）
http://oakcorp.jp/zb/Sculptris_Alpha6_JPDOC.pdf

07 法線ベクトル

Chapter 2　Rhinocerosの基本オブジェクト

　CADでモデリングした補綴装置を外部出力する場合のフォーマットはSTLが一般的である。出力されるポリゴンメッシュには各頂点やポリゴンから垂直方向にベクトルを計算することができる。このベクトルを法線ベクトルといい、その向きを面法線方向あるいは単に法線方向という。このように、メッシュのポリゴンには法線方向という方向があり、正しいSTLファイルを作成するためにはこの方向が同じでなければならない。

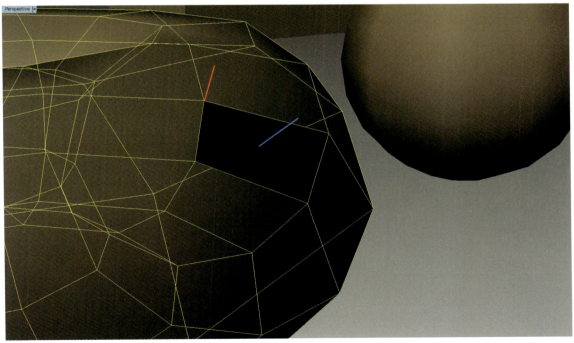

頂点法線ベクトル（赤）と面法線ベクトル（青）。

Chapter 2 Rhinocerosの基本オブジェクト

08 STLファイルのエラー修正

　3Dプリンターなどでの造形に利用するSTLファイルでは、とくにメッシュの面法線方向が同じ向きで閉じていることが重要であり、法線方向が反転している箇所があるようなSTLでは正確にモデルを造形することはできない。

　一般的にメッシュオブジェクトが閉じていない、ポリゴンの法線方向において部分的に外向きや内向きが混在する、面が重複している、厚みが不足している、ポリゴン数が多すぎるなどの場合、 **Rhinoceros**からSTLを出力する際に確認アラートが表示され、場合によってはファイルを作成することができない、あるいはCAMソフトウェア側で切削パスの出力ができないなどの障害が起こる。

　このようなエラーのないSTLを正確に出力するには、出力前にすべてのメッシュオブジェクトを結合(⌘ Join)し、 ⌘ Weld で角度許容差というパラメータを180にして、隣接している多角形の角を接続した後、 ⌘ UnifyMeshNormals でメッシュオブジェクトの面の法線の方向を統一する作業が必要である。この作業によって、すべての多角形が同じ方向でかつ隣接する多角形どうしのエッジが接続されたメッシュオブジェクトがいくつか作成される。以上の作業によって、最終的な結果に穴やギャップがない1つの閉じたメッシュオブジェクトであるかどうかを確認(⌘ SelNakedMeshEdgePt)できれば正しくモデリングできていることになり、このオブジェクトを正確なSTLとして出力することができる。途中経過は詳細プロパティを表示するオブジェクトを選択して ⌘ What を実行すれば細かく状態を確認することができる。この作業を行っても、すべてのエラーが修正されず補綴装置のオブジェクトが閉じた1つのオブジェクトにならない場合には、STLファイル修正用ソフトウェアなど利用すれば修正できることもある。

不正確なSTLを出力する際の確認アラート。

Chapter 2-09 STLファイル修正用ソフトウェア

Chapter 2　Rhinocerosの基本オブジェクト

09 STLファイル修正用ソフトウェア

　前述したような障害を回避するための診断とリペアは、エラーチェック用のソフトウェアを使って実行することができる。本書では、比較的画面がシンプルなNetfabb Studio Basicを使った修正方法を紹介する。なお、Autodesk社から無償で提供されているNetfabb Studio Basicはhttp://www.netfabb.com/basic.phpよりダウンロードすることができる。

 netfabb Studio Basicの使いかた

①　**Rhinoceros**からは、STLファイルをとりあえずエクスポートする。
② Netfabb Studio Basicをインストールして起動する。ユーザー登録しない場合は下に示す起動時の画面で10秒待つ必要がある。チェックボックスにチェックを入れて、「Later」をクリックする。
③ 上述したSTLファイルを開くと右下に「！」が表示されている。データに問題がなければ何も表示されない。
④ Repairボタンをクリックすると画面右下の「Automatic Repair」のボタンが表示されるので、それをクリックすると「Default Repair」と「Simple Repair」の選択肢が表示される。今回は「Default Repair」を選択して「Extrude」をクリックする。
⑤ 「Apply repair」ボタンをクリックして修正を実行する。
⑥ 「You have modified your part. Which action do you want to perform?」というメッセージのウィンドウ内の「Remove old part」を選択する。
⑦ 正確に修正が終われば右下の「！」エリアに何も表示されなくなる。
⑧ STLファイルを出力する際に、さらにダイアログが表示されることもあるので、図に示すように肯定的に作業を進める。

①とりあえずエクスポート

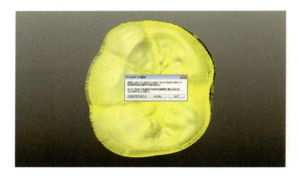

②登録せずに使う場合は10秒待つ

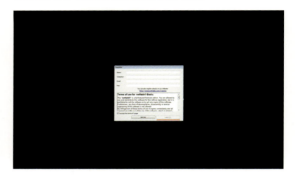

③チェックボックスにチェックを入れて「Later」をクリック

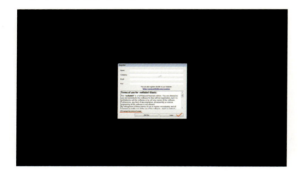

④ファイルを開くとエラーマークが表示される

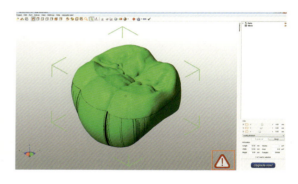

⑤Repairボタンをクリック

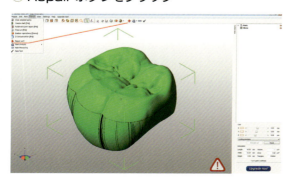

⑥Automatic Repairボタンをクリック

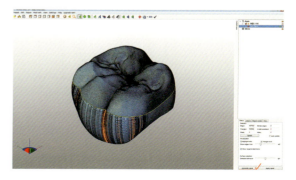

Chapter 2-09 STLファイル修正用ソフトウェア

⑦ Default Repair を選択し、Extrude をクリック

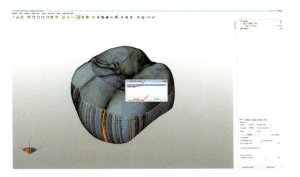

⑧ Apply repair ボタンをクリック

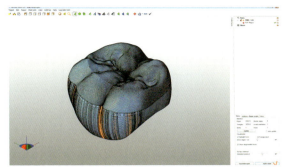

⑨ ダイアログが表示される

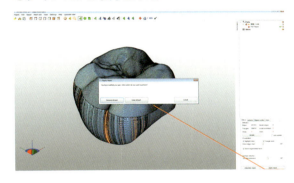

⑩ Remove old part を選択

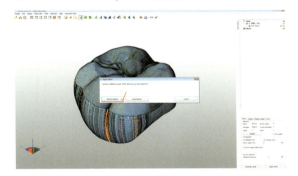

⑪ エラーが自動修正され、"！"マークが消える

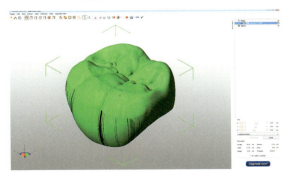

⑫ エラー処理された STL ファイルを出力

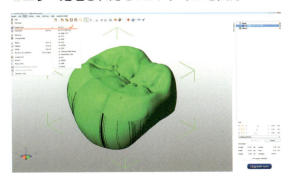

59

⑬ もしもさらにアラートが出れば optimize をクリック

⑭ アイコンが変われば Export をクリック

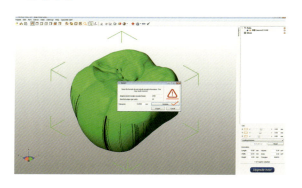
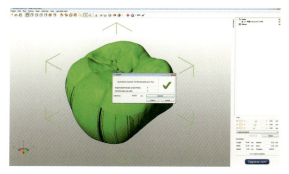

⑮ 修正後に、もう一度 Rhinoceros でファイルが造形に適した STL ファイルかどうかを確認する。修正前は不正確なデータであったが（左図）、修正後は正確な STL データとなったことを閉じたメッシュオブジェクトであることによって確認することができる

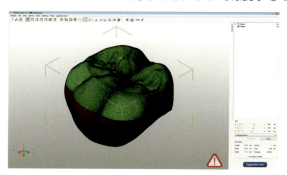
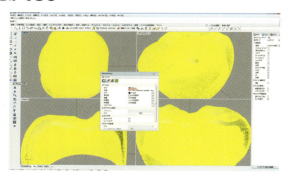

　以上のように、STL ファイルの修正を自動的に行うことができるツールが登場したことで、矛盾があるファイルを3D プリンターや切削機械で造形することができるように簡単にリペアできるようになった。しかし、STL ファイル修正用ソフトウェアによる修正は切削（造形）時にエラーが起こらないよう、立体表面の幾何学的な矛盾が自動修正されたのみで、自動修正した結果に期待した精度がかならずしも担保されているわけではない。本来はこのようなツールに頼ることなく、CAD で正確な造形を行い、正確に STL ファイルを作成することが精度の高い補綴装置製作にはとても重要である。

10 CAM について

工作機械とは

　加工対象物や工具が回転、あるいは直線移動することによって、加工対象物に穴を開けたり表面を削ったりして決められた形状に加工するための機械が工作機械である。工作機械は、その工具が3D空間上を移動する速度や位置を半角英数で記述した加工プログラム（NCデータ）によって制御されている。この加工プログラムは、単純な場合であれば工作機械の操作画面から直接手入力できるが、複雑な場合にはコンピュータ支援により計算し、それを工作機械にSDメモリーカードなどで転送する方法がとられるようになった。

　歯科用CAD/CAMシステムにおいて、とくにCAMの役割に触れる機会は少ないのではないだろうか。しかし、レディーメイドの工業製品と、カスタムメイドの歯科補綴装置との違いがCAMの開発を困難にしていることや、装置製作に関する課題などについて基本的な概念を知ることは、実際の補綴装置の品質が何に影響されているかを知るために重要である。工作機械は加工プログラムで動く。歯科技工領域では漠然と「CAM」として一括りでよばれることもある機械・機器は正確には工作機械とよばれるもので、CAMではない。医療機器、日用雑貨などの小さいものから、自動車、航空機などの大きいものまで、工業製品の多くは工作機械によって作られている。

CAM とツールパス

　CAMには通常十数種類の加工モードがあり、効率よく加工を行えるように、荒取り、取り残し、仕上げ、切削などの加工法の使いこなしの熟練度が加工結果や効率に大きく影響する。また、トルクが大きい工作機械の場合では、工具の破折や過熱、場合によっては工具が機械本体に衝突しないかどうかについて考えつつ、工夫しながら最大限に効率よく動作させる必要があり、製品のすべてがカスタムメイドである場合は毎回シミュレーションが必要になる。また、工作機械でとくに径が小さい工具を使う場合の切削加工に歯科技工における粗研磨のノウハウに似ており、工作機械を使う際にも可能なかぎり短時間で美しく加工が完了するよう工具の角度や順序、あるいは切削方法

について最適型を見つけるべく考慮する必要がある。実は、ここに工作機械による切削に関する熟練やノウハウがある。補綴装置を短時間で切削加工する際にも、このようなノウハウをCAMソフトウェアのプログラムで表現する必要がある。

CAMソフトウェアは、工作機械を制御する重要な役割を担っている。本来CAMとは、加工プログラムをパソコン上で作成するソフトウェアである。加工プログラムには使用する工具の種類や位置、角度や速度などの情報を設定したツールパス（工具の軌跡情報）が含まれる。ツールパスはCLデータともよばれ、それぞれのCAM独自の言語で出力されることから、ポストプロセッサによって工作機械が理解できる加工プログラムに変換して加工を行うことになる。また、ツールパスはCAMでシミュレーションできるため、工具が機械や加工材料に衝突する場合でもそれを発見することができ、パスを修正することで事故をある程度事前に回避できる。しかしCAMはデザインの矛盾や加工に適した状態であるかどうかは自動検出できない。CAMでは、まずCADでデザインした情報をCAMで読み取ることができる形式に内部変換し、その後はそのデータに従って処理を進めるため、このような矛盾はそのまま放置され、結果的に加工不良や処理エラーを引き起こす。

CADデータから出力されるSTLデータは加工に適した状態でなければならない

加工に適した状態とは、デザインの矛盾だけでなく幾何的な整合性が保持されていることである。生体データやスキャンデータではこの問題が起こりやすく、場合によってはCADに戻って修正が必要な場合もある。そのようなことが起こらないように、CAMに渡すファイルには以下の要件が求められる。

①完全に閉じていること。
②ポリゴンの法線方向において部分的に外向きや内向きが混在しないこと。
③面が重なったり重複したりしていないこと。
④立体造形に十分な厚みがあること。
⑤ポリゴン数が極端に多すぎないこと。

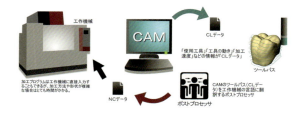

CADから渡されたデータを基にCAMがまずツールパスを作り、それをCAMのポストプロセッサによってNCデータに翻訳することで、ようやく工作機械が命令を理解できるようになる。

Chapter 3

オブジェクトの操作

01　オブジェクトの選択

02　オブジェクトの移動

Chapter 3　オブジェクトの操作

01 オブジェクトの選択

 オブジェクトを選択するには
（オブジェクトを選択することをピックという）

オブジェクトの任意の場所を🖱する。

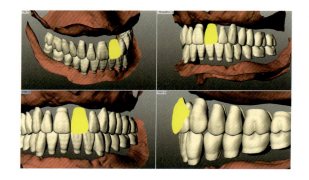

 選択を解除するには

ビューポートの任意の場所を🖱する。もしくは
[Esc]を押す。

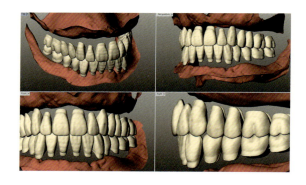

 **2つ以上のオブジェクトを
選択するには**

[Shift]を押しながらオブジェクトを🖱する。

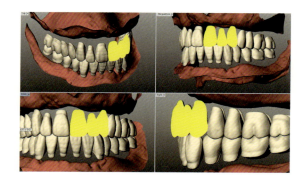

Chapter 3-01 オブジェクトの選択

不要なオブジェクトを選択から除くには

を押しながらオブジェクトをする。もしくは、＋しながらビューポートを斜めにドラッグすると矩形の囲み窓が表示され、その中に含まれるすべての種類のオブジェクトを選択から除くことができる。

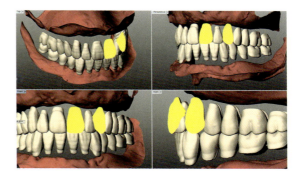

指定した範囲に含まれるオブジェクトを選択するには

しながらビューポートを斜めにドラッグすると矩形の囲み窓が表示され、その中に含まれるすべての種類のオブジェクトを選択できる。

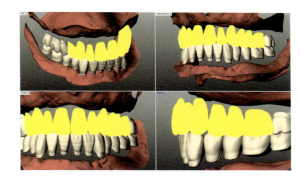

すべてのオブジェクトを選択するには

Ctrl＋A を押す。もしくはコマンドエリアにて ⌘ SelAll を実行する。

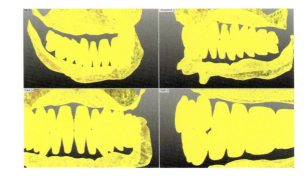

オブジェクトの種類で選択するには

①点オブジェクトは、コマンドエリアにて ⌘ SelPt を実行する。

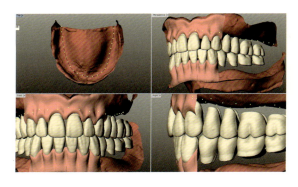

②曲線オブジェクトは、コマンドエリアにて ⌘ SelCrv を実行する。

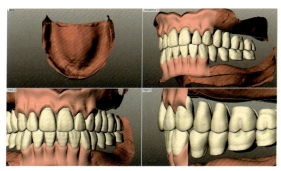

③サーフェスオブジェクトは、コマンドエリアにて ⌘ SelSrf を実行する。

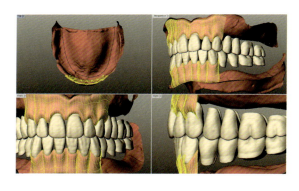

④メッシュオブジェクトは、コマンドエリアにて ⌘ SelMesh を実行する。その他にも、Rhinocerosには多くの選択コマンドが用意されている。

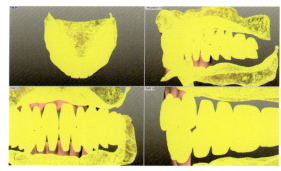

Chapter 3　オブジェクトの操作

02 オブジェクトの移動

オブジェクトを移動する際に便利な機能にガムボールがある。これを使うと作業平面に沿ってオブジェクトを移動できる。

ガムボールを表示するには

①ステータスバーに表示されているガムボールボタンをする（19ページ参照）。
②太文字に変わってガムボール表示がアクティブになる。
③選択したオブジェクト上にガムボールが表示される。

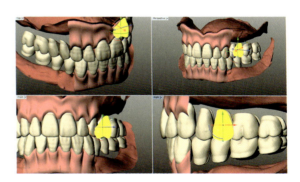

ガムボールの操作部

①軸面インジケータ：平面アイコンを使ってドラッグすると、その平面に拘束して移動できる。

②ガムボール原点：ガムボールの原点をドラッグすると、オブジェクト全体を自由な方向に移動できる。

③メニューボール：ガムボールの設定を変更するメニューを表示する。

④⑤⑥移動矢印：ガムボールのx、y、またはz矢印コントロールをクリックアンドドラッグすれば、オブジェクトを矢印の方向にのみ移動できる。移動距離は数値でコントロールすることもできる。

⑦⑧⑨回転円弧：ガムボールの中心を基準にオブジェクトを回転することができる。クリックすると表示されるフィールドに回転角度を指定できる。

⑩⑪⑫スケールハンドル：ガムボールのスケールハンドルをクリックアンドドラッグすれば、矢印軸に沿って一方向に限定してサイズを変更できる。Shiftを押したまま操作すると、ガムボールの中心を原点に3Dスケール変更を実行できる。

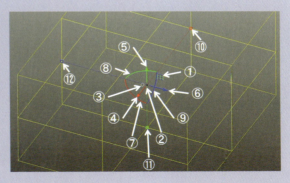

また、オブジェクトを選択した状態で Alt + 方向キー を使えば、微量な移動調整が可能である。なお、この微調整はモデリング補助機能のナッジ の設定によって移動距離を変更することもできる。

 ナッジの移動距離を設定するには

①コマンドエリアにて ⌘DocumentProperties を実行する。
②表示されたドキュメントのプロパティダイアログのリストからモデリング補助機能を選択し、ナッジの値を変更する。

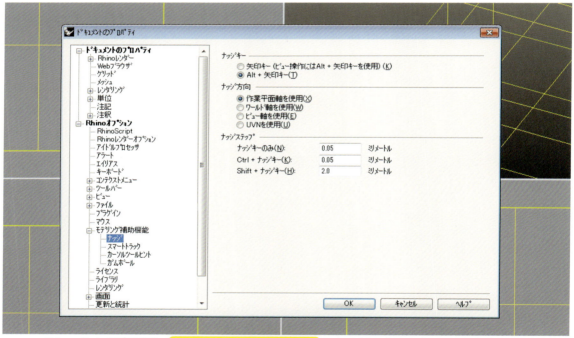

ドキュメントのプロパティ ⌘DocumentProperties のナッジキーとナッジステップの設定画面。

ナッジ：オブジェクトや制御点を、キーボード操作で設定した距離で移動させることができる機能。とくに、制御点を細かい距離で移動させながら、オブジェクトの形状を調整したい場合に有効な機能。

Chapter 4

モデリング補助機能

01　正確なモデリングのために

02　グリッドスナップ

03　オブジェクトスナップ

04　オブジェクトの重ね合わせ

Chapter 4 モデリング補助機能

01 正確なモデリングのために

　厚みのある補綴装置のモデルをひとつの閉じたオブジェクトとして作成し、それを最終的に矛盾がないSTLファイルとして出力するためには、一工程ずつの正確な作業が重要であることから、その正確なモデリングを補助する支援機能の活用は必須である。Rhinocerosのステータスエリアには、正確なモデリングを補助するツールがいくつかのペインによって用意されている。

Rhinocerosのステータスエリア。

　マウスカーソルは通常、画面上で自由に動かすことができる。Rhinocerosではカーソル以外にもカーソルに追従するマーカーとよばれるインターフェイスが用意されている。カーソルはつねにマウスの動きに合わせて移動するが、マーカーは、スナップモードとよばれる機能を使った場合にカーソルから離れて、オブジェクト上の端点、中点、近接点などのような代表点に一時的にとどまる(拘束される)ようになる。この時にクリックすると、オブジェクト上の任意の点で選択されるのはカーソルではなく、マーカーがある位置でピックが確定される。一般的にモデリングの補助機能とは、このようにオブジェクトやグリッドにマーカーが拘束されるように操作することである。Rhinocerosでは、オブジェクトを3D座標内の任意の位置や別のオブジェクトに関連づけ

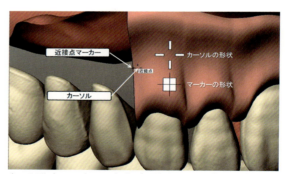

カーソルとマーカー、および近接点スナップチップス。

る必要がある場合、その正確な操作を支援する機能としてグリッドスナップとオブジェクトスナップの2種類のスナップ機能がある。この機能を使えば、特定の距離や角度あるいは任意のオブジェクトの特定の部位にマーカーを拘束することができる。

Chapter 4　モデリング補助機能

02 グリッドスナップ

　ステータスエリアの「グリッドスナップ」をアクティブにして機能するグリッドスナップは、文字どおりグリッドにマーカーが拘束される機能である。グリッドスナップペインがアクティブになると、点オブジェクトを作業平面のグリッドに合わせて作成することができる。同時に直交モードペインをアクティブにするか Shift を押しながらマウスカーソルを移動すれば、マーカーは直角に移動するようになる。なお、オブジェクトの端点などの任意の点付近をプレス・アンド・ホールド すればその端点をマウスカーソルとマーカーでとらえることができる。また、平面モードをアクティブにすれば、マーカーは作業平面に拘束されることになる。

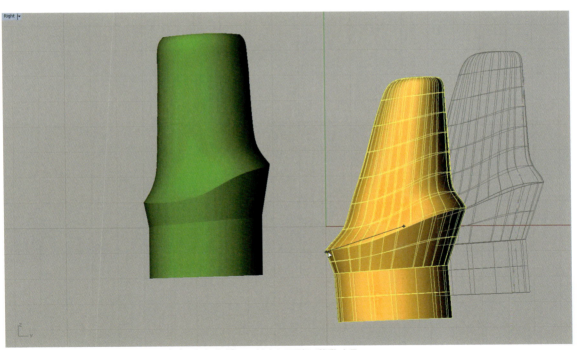

グリッドスナップ機能を使ってオブジェクトをグリッド上に正確に移動する。

- ペイン：複数に分割された画面上の個々の表示領域のことを示す。
- プレス・アンド・ホールド：マウスボタンなどを一定時間押したままにする動作。長押し。

Chapter 4　モデリング補助機能

03　オブジェクトスナップ

　Rhinocerosでは、オブジェクトスナップによってマーカーの動きを特定のオブジェクトの決まった位置に拘束することができる。通常はステータスエリアに表示されるオブジェクトスナップでは、ステータスエリアの「Osnap」をアクティブにして表示されるペイン内に並ぶ下記のようなコントロール内のチェックボックスのうち、たとえば端点のチェックをオンにすれば、マウスカーソルを特定の点の近くに移動するだけで、端点を指定するチップ（マウスを乗せると表示される吹き出し）が表示され、マーカーがジャンプするようにその端点に拘束されて機能する。なお、オブジェクトの端点などの任意の点付近をプレス・アンド・ホールドすればその端点をマウスカーソルとマーカーでとらえることができる。この機能によって、正確にポリラインの端に点を配置したり、さらに別の曲線を関連付けてスケッチしたり、2つの離れた曲線を正確に接続したりといった操作が行える。とくに、端点、近接点、点、交点、四半円点は頻繁に利用する。

□端点 □近接点 □点 □中点 □中心点 □交点 □垂直点 □接点 □四半円点 □ノット □頂点 □投影 □無効
マーカーの動きを特定のオブジェクトの決まった点に拘束することができる。

　このようにオブジェクトを操作しながらマウスを移動するとき、**Rhino**cerosのカーソルはマウスカーソルとマーカーの2つの部分で構成される。カーソルはつねにマウスに追従して移動するが、マーカーはグリッドスナップや直交モードなどによって動きが拘束され、カーソルの中心から離れる場合がある。たとえば、●で点オブジェクトなどをピックすると、実際に選ばれるのは十字線のマウスカーソルの位置ではなくマーカーがある位置であることがわかる。また、マーカーの動きが拘束されている場合やオブジェクトの移動中は、その軌跡を示すトラッキングラインも表示され、どのオブジェクトがターゲットになっているかを明確にすることができる。以上のような支援機能を活用することによって、マーカーをモデリング空間の特定の点や、指定された線上に拘束することが可能になり、正確にモデリングを行うことができる。

Chapter 4-03 オブジェクトスナップ

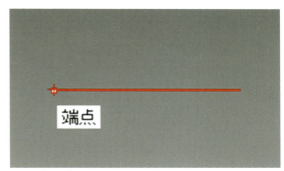

オブジェクトの端点などの任意の点付近をプレス・アンド・ホールドすればその端点をマウスカーソルとマーカーでとらえることができる。

 Osnap コントロールを活用するには

①ステータスバーの Osnap ペインを🖱クリックする。
②チェックボックスを🖱すると、オブジェクトスナップが有効になる。
③チェックボックスを🖱すると、🖱したスナップだけが有効になる。
④オブジェクトスナップがアクティブである状態でカーソルをオブジェクトに移動すると、指定したツールヒントが表示される。

端点：点や曲線などの端にスナップ

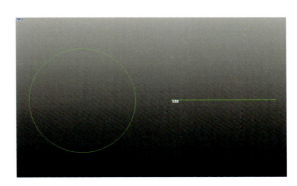

近接点：曲線やエッジ上にスナップ

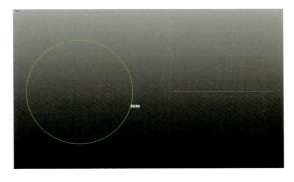

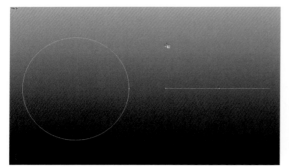
点：点や曲線などの端にスナップ

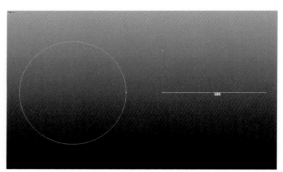
中点：曲線の中点にスナップ

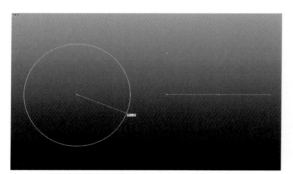
中心点：閉じたスケッチ、円の中心にスナップ

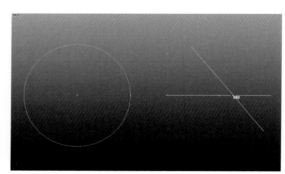
交点：曲線の交点にスナップ

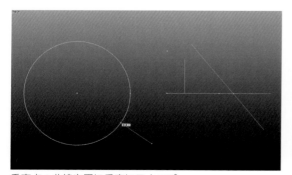
垂直点：曲線や円に垂直にスナップ

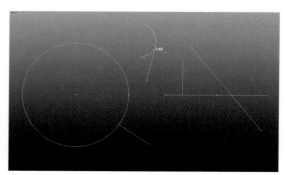
接点：曲線や円などの接点にスナップ

Chapter 4-03 オブジェクトスナップ

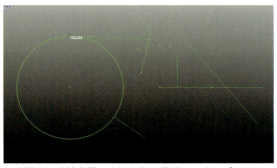
四半円点:曲線や円の上下左右の最端にスナップ

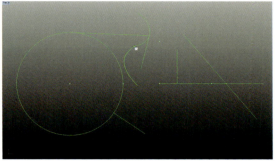
ノット:曲線のつなぎ目にスナップ

頂点:ポリゴンメッシュの頂点にスナップ
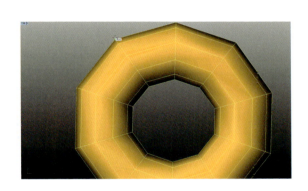

Rhinoceros では、Shift を押しながら Osnap コントロールにマウスを合わせると図のような別のコントロールセットが表示される。とくに、2点の中間点(⌘ **Between**)は利用することも多い。

□基点 □垂線上 □接線上 □線に沿って □指示線に平行 □2点の中間点 □曲線上 □サーフェス上 □ポリサーフェス上 □曲線上(継続) □サーフェス上(継続) □ポリサーフェス上(継続) □無効
オブジェクトスナップの通常とは異なるコントロールセット。

Osnap コントロールを活用して隣接面板の外形線をスケッチするには

① コマンドエリアにて ⌘ InterpCrv を実行する。
② Osnap コントロールの端点と交点のチェックボックスのみをオンにする。
③ マーカーがすでにスケッチされている曲線の端点や交点に拘束されることを確認しながら隣接面板の外形線を曲線でスケッチする。
④ Enter を押してスケッチを完了する。🖱でも実行結果を確定できる。
⑤ 連続して同じコマンドを実行する場合は🖱で再実行できる。
⑥ コマンドの実行中でもビューポートの任意の位置を🖱+ドラッグすれば画面を任意の位置に回転できる。

以下では、隣接面板のコーナー点（端点）どうしを曲線で接続する例を示している。現在のマーカーの位置が端点かつ交点であることをチップスが表示している。

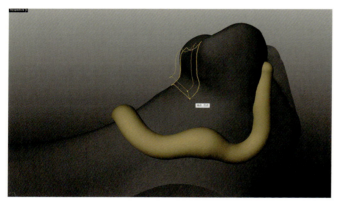

Osnap コントロールを活用して隣接面板の外形線をスケッチする例。

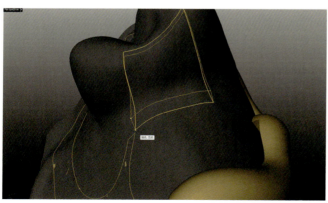

表示されているチップスがオブジェクトのスナップ位置であることを示しているので、容易にマウスマーカーの位置を決定することができる。

Chapter 4-04　オブジェクトの重ね合わせ

Chapter 4　モデリング補助機能

04 オブジェクトの重ね合わせ

　プロビジョナルレストレーションブリッジをデジタル化したメッシュと、Rhinocerosで設計したブリッジのサーフェスとを重ねる場合など、2種類のオブジェクトを重ねて観察する場面が臨床的には頻繁にある。2種類のオブジェクトをどのような基準で重ね合わせるのかは、実はどの程度の精度を要求するのか、いいかえれば、視覚的に認識できる範囲かそれとも正確な距離計測が必要かによっても異なる。3Dsystems社製Geomagicシリーズのようなソフトウェアを使えば形状がまったく異なる2つのオブジェクトの一部を重ねることは比較的容易であるが、Rhinocerosでも形状がまったく異なる2つのオブジェクトを3点の代表点で重ねることができる。

　たとえば、次ページの図には、大きさが異なる中切歯を同一空間にインポートした後、それぞれのオブジェクト表面の代表点にRhinocerosの点オブジェクトを配置してグループ化したものを示している。図では、事前に近遠心の特徴的な頂点や隅角部と、歯頚線の特徴的な部位の3点の代表点に点オブジェクトを配置している。また、歯冠の向きがわかるように点を直線つないで三角形を作り、近心の頂点を基準にこの三角形どうしを重ね合わせることで、形状が異なる2つのオブジェクトを視覚的に比較的容易に重ね合わせることが可能であることを示している。

　より具体的には、それぞれの中切歯に関連付けられた点や曲線オブジェクトをすべてグループ化し、次に歯冠オブジェクトを非表示（⌘ SelMesh ＋ ⌘ Hide）にすれば各形状の代表点からなる三角形をより単純に重ねることができる。この時、前述のオブジェクトスナップ機能を使って点オブジェクトどうしを近づけていけば、容易にそれぞれの頂点を重ね合わせることができる。このように、オブジェクトをグループ化すれば、その一部のオブジェクトを移動してもグループ内の相対的位置関係は変化しない。

　オブジェクトスナップ機能は、オブジェクトを移動させるときだけでなく、回転コマンド（⌘ Rotate）の実行中にも機能することから、たとえば、歯頚部の頂点に位置する点オブジェクトを唇側面ビューや遠心面ビューで回転させながら重ねる時にも有効である。

　必要があれば、非表示にした歯冠オブジェクトを表示することや、さらにどちらかを半透明に表示するなどして、視覚的に「重ね合わせ」の結果を確認することができる。もちろん2つのオブジェクトの代表点における2点間距離や角度をRhinocerosの基本機能を使って計測することもできる。

２種類のオブジェクトの重ね合わせ

①代表点に配置された点オブジェクト。

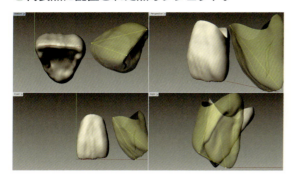

②歯冠を非表示にした状態。

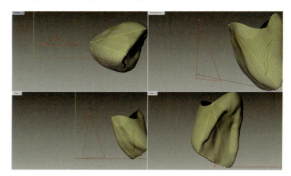

③すべての歯冠を非表示。

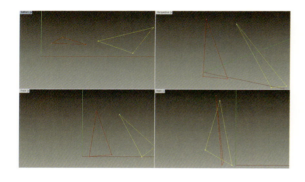

④歯冠を代表する3点によって単純化された三角形を重ね合わせる。

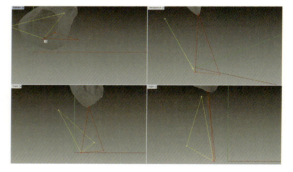

⑤移動や回転を行ってもグループ内の相対位置は変化しない。

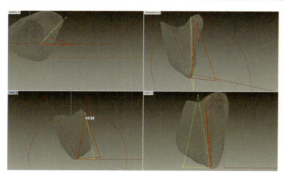
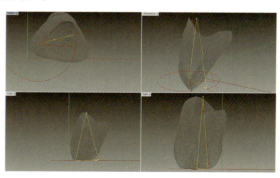

Chapter 4-04　オブジェクトの重ね合わせ

⑥微調整を行い、最終的な位置まで片方を移動する。

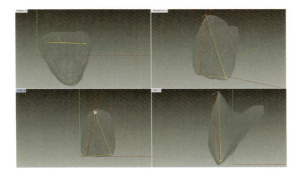

⑦三角形に代表させることでシンプルに考えることができる。

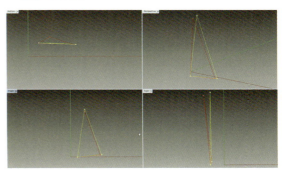

⑨歯冠を表示した状態。

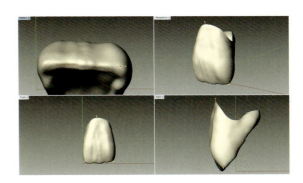

⑩歯冠を表示して、レイヤーの透明度を変更した。

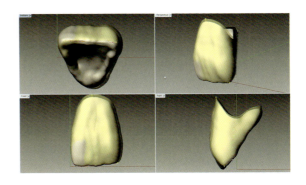

Chapter 5

サーフェスモデリング

01 スケッチとフィーチャー

02 接線と曲線

03 曲線からサーフェスを作成する

04 曲線やサーフェスを編集する

Chapter 5 　サーフェスモデリング

01 スケッチとフィーチャー

　補綴装置の設計は、まずスケッチ🔖によって設計線を描くことにはじまる。スケッチとはフリーハンドで作図した線分の集まりであり、直線あるいは曲線からなる図形のことをいう。

　また、スケッチに対して押し出しコマンドの ⌘ `ExtrudeCrv` などを実行し、立体にしたものをフィーチャー🔖といい、とくに、スケッチから作成したものをスケッチタイプフィーチャーという。

　スケッチタイプフィーチャーは、サーフェスである。このようなサーフェスは、装置の設計線を正確に切断する際の切断平面として利用することも多く、補綴装置の設計線をスケッチする際に点オブジェクトとともに頻繁に利用する。下図ではスケッチタイプフィーチャーを説明する目的でサーフェスを作成した後、それを ⌘ `Mesh` で長方形メッシュに変換した。通常は ⌘ `MeshPlane` で長方形メッシュを直接作成するほうが効率は良い。

 スケッチとフィーチャー

①直線をスケッチ

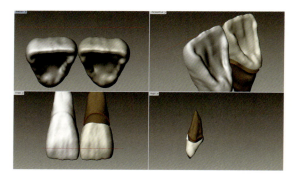

②ガムボールを切断方向に Ctrl ＋ドラッグ・ドロップ

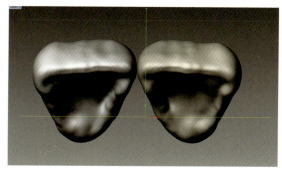

Chapter 5-01　スケッチとフィーチャー

③スケッチタイプフィーチャー（平面サーフェス）
　を作成

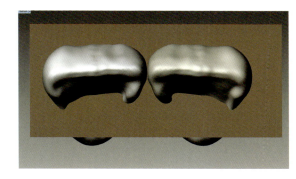

④フィーチャーを `⌘ Mesh` でメッシュに変換

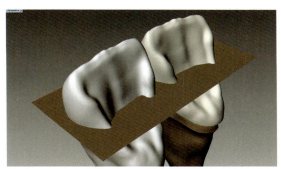

⑤ `⌘ MeshSplit` でメッシュを切断

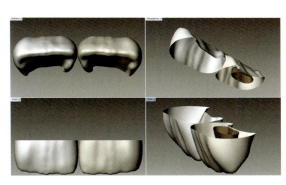

⑥不要オブジェクトを選択して `⌘ Hide` で断面
　の観察

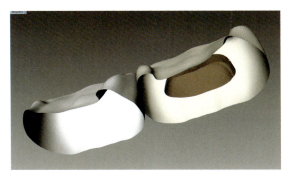

- スケッチ：フリーハンドで作図した線分の集まりであり、直線あるいは曲線からなる図形。
- フィーチャー：スケッチによって作成された立体図形。

Chapter 5　サーフェスモデリング

02 接線と曲線

　サーフェスをポリサーフェスにする際、連続性がない場合や、穴や隙間がある場合は正しいソリッドにはならない。サーフェスは、ポリラインでスケッチされたエッジに囲まれた形状であることから、ポリラインの連続性の概念が重要になる。

　２つのオブジェクトを連続したオブジェクトで結合していくことをブレンドとよぶ。**Rhinoceros**におけるブレンドの概念には、接線連続（G1連続）、曲率連続（G2連続）、３次連続（G3連続）、４次連続（G4連続）の４種類がある。解剖学的に歯冠表面と歯根表面とが移行的に連続するようなサーフェスを**Rhinoceros**で再現するとき、少なくともそのサーフェスエッジは、任意の位置で歯根と歯冠の表面に投影した曲線が移行的にブレンドされたスムーズな曲線でなければならない。

　接線連続は右図のように接線方向が参照する曲線と同じ方向に合わせる目的で生成されるブレンドカーブの端部から２番目の制御点が曲線の延長上に配置されるように、三次で４ポイントのカーブが生成される。ちなみに、曲率連続は端部から３番目の制御点が曲線線の延長上に配置されるように、五次６ポイントのカーブが生成される。同様に、三次連続では、七次８ポイント、四次連続では、九次10ポイントのカーブが生成される。ただし、次数が多いほど形状の制御が困難になるだけでなく、数学的に高度な連続性が必ずしも美しい形状をモデリングするとは限らないので、用途に合わせて試行的にブレンドする必要がある。

Chapter 5-02 接線と曲線

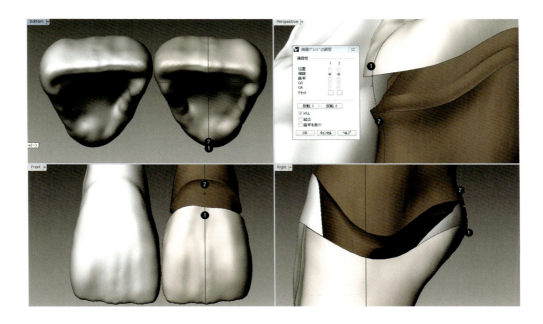

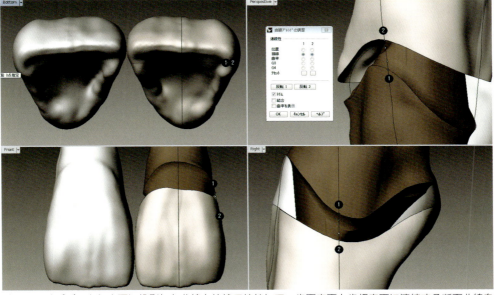

メッシュオブジェクト表面に投影した曲線を接線で接続して、歯冠表面と歯根表面に連続する断面曲線を自動的に作成することができる。

Chapter 5　サーフェスモデリング

03 曲線からサーフェスを作成する

　歯冠形態の回復は、スケッチなどの曲線(設計線)からサーフェスを作成することによって行う。

　Rhinocerosにおいて、曲線からサーフェスを作成するコマンドは、サーフェス、パッチ、ロフト、リボン、スイープなどいくつかある。

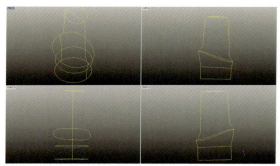

アバットメントのスケッチ。

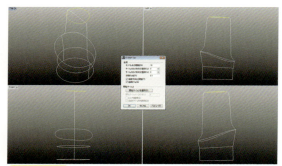

⌘ Patch の実行結果。

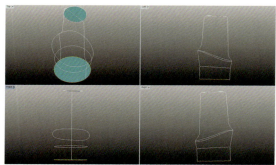

⌘ PlanarSrf の実行結果(平面曲線からサーフェスを作成)。

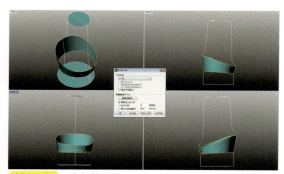

⌘ Loft の実行結果。

Chapter 5-03　曲線からサーフェスを作成する

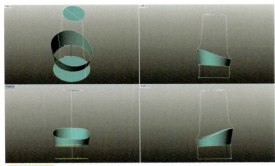
⌘ **Loft** は面の方向を指定して実行する。

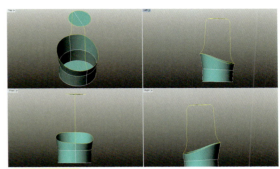
⌘ **Sweep2** は2本のレールと複数本の断面曲線を指定して実行する。

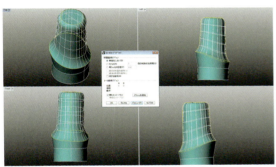
⌘ **Sweep2** の実行結果。

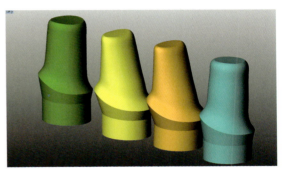
閉じたサーフェスオブジェクト。

　たとえば、2レールスイープを使った歯冠外形回復の基本的な作業は次のとおりである。なお、臨床的には、セメントスペースを確保しつつ、支台歯に適合する側の内冠を作成することや、場合によってはブロックアウトするなど、さらに細かな作業が必要である。

　2レールスイープでは、2つの曲線をレールとしてスイープすることで、2つのレールに沿って2つ以上の断面曲線を通過する滑らかなサーフェスが作成される。たとえば、支台歯部と歯冠部の2つのレールと歯冠のカントゥアを形づくる断面曲線によって、サーフェスの形状を決定することができる。このコマンドを利用すれば、メッシュ表面に移行的に連続するなめらかな曲面のサーフェスを作成できるだけでなく、すべてのエッジの位置を正確にコントロールできる。

メッシュ表面に移行的に連続するポリサーフェスを作るには

①たとえば、歯冠形態を左側上顎中切歯のライブラリーからインポート、もしくは反対側同名歯を🖱してミラーコピー（ Mirror ）によって複製し、大まかに拡大縮小することで、歯冠の形態回復を行う（図では、すでに歯冠の歯頚部側約1/4より根尖側のメッシュを削除したオブジェクトを利用した）。

②次に、支台歯側の歯頚線は、メッシュの表面に歯頚線を表現する曲線をスケッチして、それを唇舌近遠心の4面からメッシュの表面に4回投影（ Project ）することや、メッシュをサーフェスに置き換えた（ MeshToNURB ）後、歯頚線付近を目視で🖱して歯頚線曲線（ InterpCrv ）をスケッチすることもできる。

③一方、上記にて回復した歯冠のメッシュエッジのようにそれが明確な場合は、オブジェクトの境界線を複製するコマンド（ DupBorder ）で、歯冠のメッシュエッジの曲線を容易に得ることができる。

④さらに、歯冠と歯根が移行的に連続するサーフェスエッジを得るために、曲線を歯冠部と歯根部に投影（ Project ）して、両端を接線連続でブレンド（ BlendCrv ）する。これらの作業によって、歯冠側と歯根側の外形線をレールにした、4本の断面曲線を得ることができる。

⑤最後にスイープ（ Sweep2 ）してサーフェスを作成すれば、歯冠メッシュと歯根メッシュとの間に最適な形状のサーフェスを作ることができる。

①左側上顎中切歯の支台歯

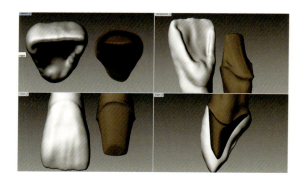

②反対側同名歯を Mirror によって複製し、大まかに形態を整える

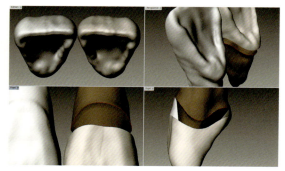

Chapter 5-03　曲線からサーフェスを作成する

③ ⌘ DupBorder で歯頸線と歯冠のエッジをスケッチする

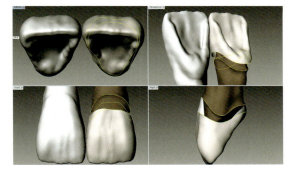

④曲線を歯冠部と歯根部の4面に切縁側から曲線を投影

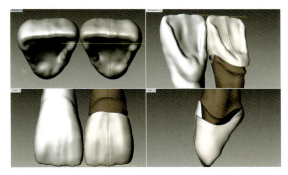

⑤4面に投影された曲線

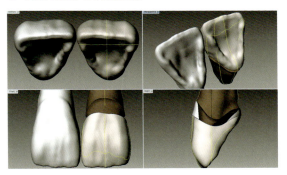

⑥基底結節の両端を接線連続で ⌘ BlendCrv

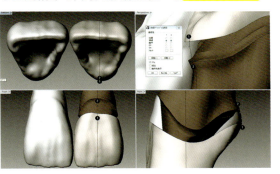

⑦唇側歯頸部のカントゥアを示す曲線の両端を接線連続で ⌘ BlendCrv

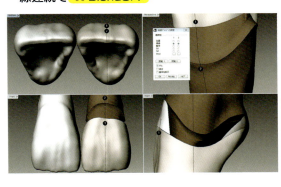

⑧遠心面のカントゥアを示す曲線の両端を接線連続で ⌘ BlendCrv

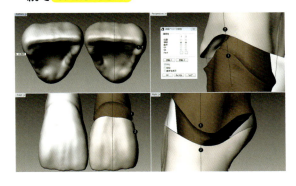

接線(G1連続)による曲線のブレンド：2つの曲線が接しているだけではなく、接している点での方向が同じである曲線のブレンド方法。

⑨近心面のカントゥアを示す曲線の両端を接線連続で ⌘ BlendCrv

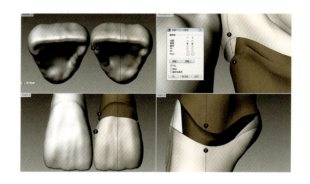

⑩歯冠側と歯根側の水平方向の曲線と、4本の垂直方向の曲線を得る

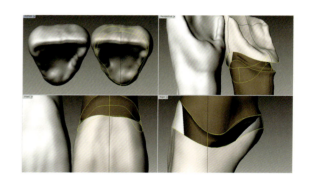

⑪外形線のレールと、4本の断面曲線との ⌘ Sweep2

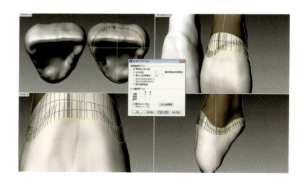

⑫スイープで得たサーフェス

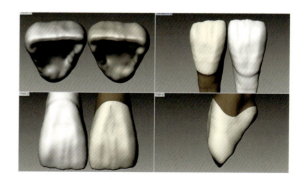

Chapter 5-03 曲線からサーフェスを作成する

⑬ 回復した歯冠はメッシュとサーフェスで構成される

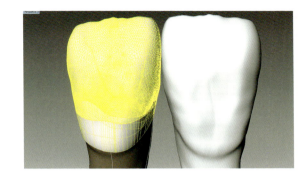

⑭ 左側上顎中切歯の形態回復

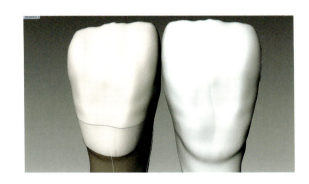

⑮ アバットメントのサーフェスモデルを想定した応用実習

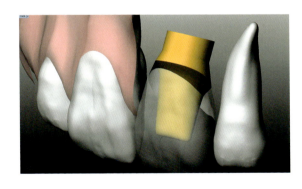

⑯ 形態回復した左側上顎中切歯

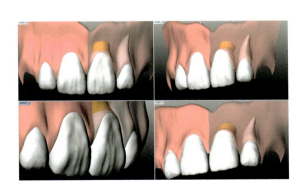

Chapter 5　サーフェスモデリング

04 曲線やサーフェスを編集する

　第一大臼歯の全部被覆冠を例にして曲線のスケッチとフィーチャーの製作方法およびその編集とソリッドについて下記のとおり説明する。

　まず、近遠心面および、頬舌面の各面において曲線（⌘ **InterpCrv** ）をメッシュオブジェクトにおける見かけ上の歯頸線に投影（⌘ **Project** ）することで歯頸線のスケッチを行い、最終的には全周の曲線を結合（⌘ **Join** ）して、閉じた曲線で歯頸線を完成させる。

　内冠の詳細な製作ステップに関しては、権利技術であることから詳細な説明は割愛するが、これまでに学習した基本コマンドを繰り返せば、支台歯に適合する内冠のサーフェスモデルを作成することができる。今回は下記からダウンロードできるプラグインを実行した。

→ http://www.dentics.net/

　最後に、クラウンカントゥアを決定するために咬合面メッシュオブジェクトとマージンベルト部のサーフェスに任意の曲線を投影（⌘ **Project** ）すると、咬合面とマージンベルト部の表面に曲線を作成することができる。これら8本の曲線を計4ヵ所において接線連続でブレンド結合（⌘ **BlendCrv** ）してクラウンカントゥア曲線を決定し、同様の要領で⌘ **Sweep2** すれば、クラウン外周のサーフェスを得ることができる。

　今回は、作成したオブジェクトをSTLにて出力し、それをクラレノリタケデンタル株式会社製カタナシステムで使われるデルキャム社製Dent-MILLに渡し、ローランド ディー．ジー．社製DWX-50によってワックスミリングを行った。

Chapter 5-04　曲線やサーフェスを編集する

第一大臼歯の全部被覆冠を例にした
曲線のスケッチとフィーチャーの製作方法およびその編集

①対合歯、隣在歯、支台歯を独立したブロックでロード　　②近心歯頚線を作業平面上に ⌘ **InterpCrv**

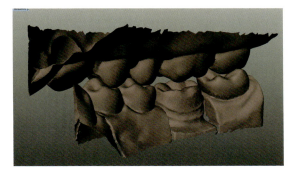
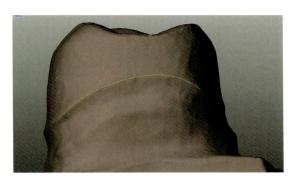

③作業平面上にスケッチされた近心歯頚線の一部　　④近心歯頚線の一部を ⌘ **Project**

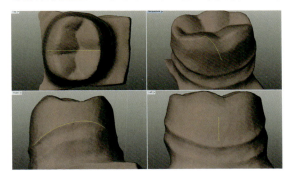
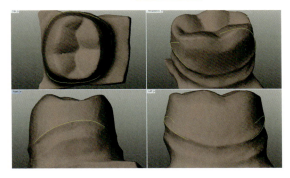

⑤プロジェクトされた近心歯頚線の一部　　⑥ビューポートを遠心面に切り替え

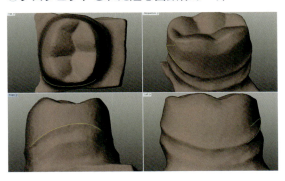
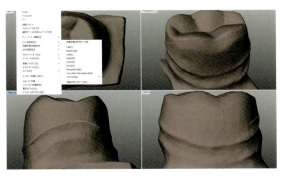

⑦ビューポートに遠心面を表示

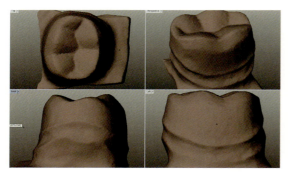

⑧遠心歯頸線を作業平面上にスケッチ

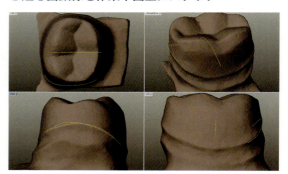

⑨プロジェクトされた近遠心歯頸線の一部

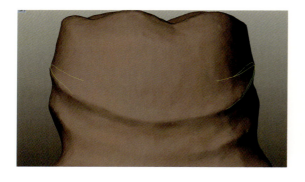

⑩遠心歯頸線をつなぐように作業平面上に頰側歯頸線をスケッチ

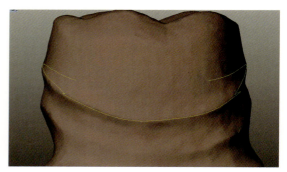

⑪作業平面上にスケッチされた頰側歯頸線

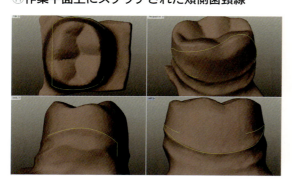

⑫支台歯にプロジェクトされた頰側歯頸線

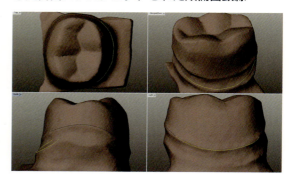

Chapter 5-04　曲線やサーフェスを編集する

⑬ビューポートを舌側面に切り替え

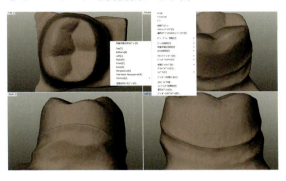

⑭ビューポートに舌側面を表示

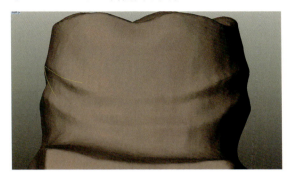

⑮舌側面からプロジェクトされた歯頸線

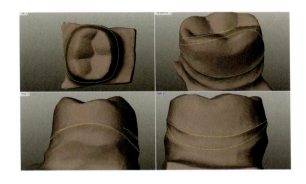

⑯すべてのセグメントを ⌘ Join して閉じた曲線で歯頸線を完成する

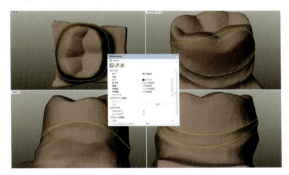

⑰これまでに学習した基本コマンドを繰り返せば、支台歯に適合するサーフェスを作成できる。今回は下記からダウンロードできるプラグインを実行した。
→ http://www.dentics.net/

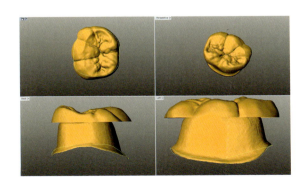

⑱クラウンカントゥアを決定するために、曲線を咬合面とマージンベルトにプロジェクト

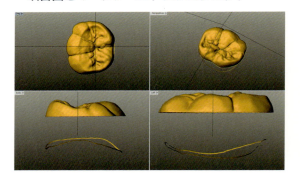

⑲4ヵ所の曲線を接線連続で結合してクラウンカントゥアを決定

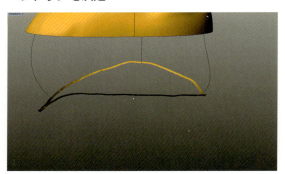

⑳クラウンカントゥアを断面曲線にして
⌘ Sweep2

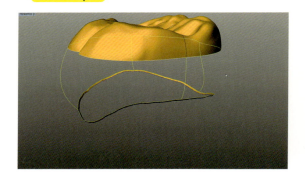

㉑作成されたサーフェス

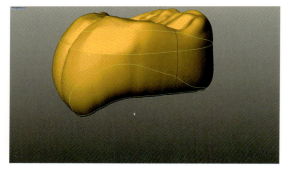

㉒支台歯を表示して確認。オーバーカントゥアは断面曲線を調整して修正することができる

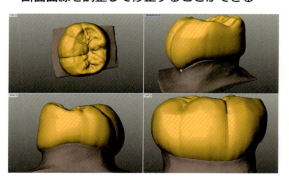

㉓対合歯、隣在歯を表示して確認

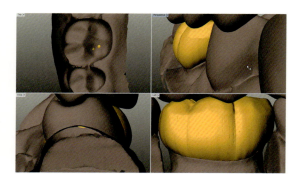

Chapter 5-04 曲線やサーフェスを編集する

㉔咬頭嵌合を表示して確認

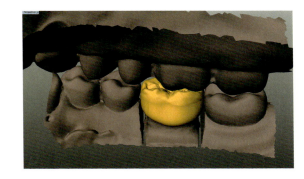

㉕完成したクラウンの咬合面観

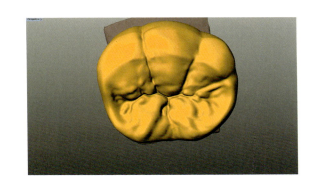

㉖完成したクラウン

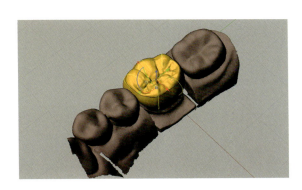

㉗ワックスミリングしたクラウン

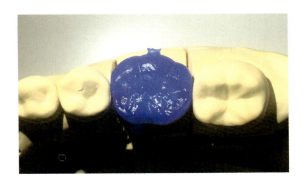

Chapter 6
補綴装置設計への応用

01　デジタル人工歯排列におけるファイルの初期設定

02　人工歯排列の例

03　歯肉形成の例

04　パーシャルデンチャーフレームワークの例

05　上顎型スプリントの例

Chapter 6　補綴装置設計への応用

01 デジタル人工歯排列における
ファイルの初期設定

　デジタル人工歯排列には初期設定として2つの準備作業が必要である。まずは、デジタル人工歯を用意することであり、そして調節湾曲、歯列弓形態、水平垂直被蓋、咬合関係などの決定である。

　このような事前の準備作業は人工歯のモールドごとに必要ではあるが、一度ファイルを作成すれば、次回以降の作業は不要である。

人工歯の3D計測とデジタル人工歯の作成

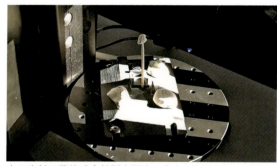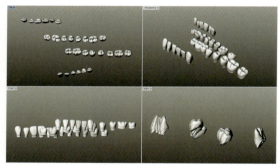

山八歯材工業株式会社製市販人工歯を、許可を得て計測し、人工歯のSTLファイルを28ファイル作成しインポートした。

臼歯部人工歯における調節湾曲

　通法にしたがって仮想咬合平面を基準に、臼歯部人工歯を上下移動した後、固定したい咬頭頂を回転中心にして ⌘Rotate して歯軸傾斜角を決定する作業を各人工歯で繰り返して、前後的そして側方的調節湾曲を付与する。

①調節湾曲を付与しやすいように作業平面にレイアウト

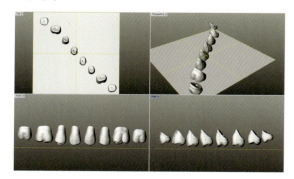

Chapter 6-01 デジタル人工歯排列におけるファイルの初期設定

②通法にしたがって一歯ごとに調節湾曲を付与

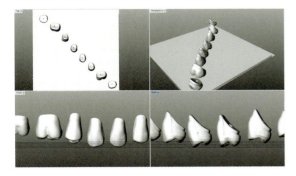

③まずは頬側咬頭頂の位置を決定する

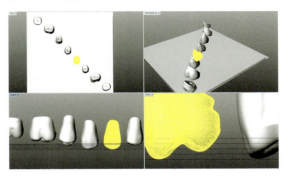

④頬側咬頭頂を中心に ⌘Rotate して舌側咬頭頂の位置を決定する

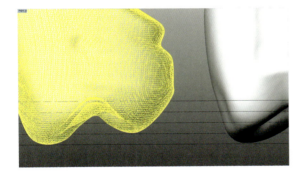

⑤右側臼歯の調節湾曲

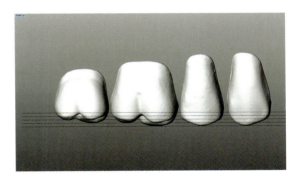

⑥右側臼歯の調節湾曲

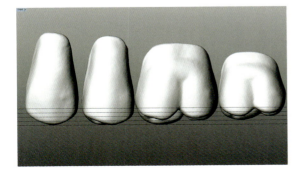

⑦前後・側方調節湾曲が付与された臼歯部人工歯

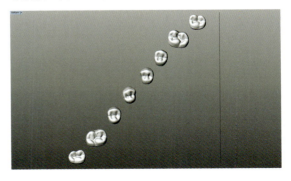

⑧人工歯相互が接触干渉しないようにわずかな間隔を空けて上顎臼歯部人工歯の一次準備が完了する

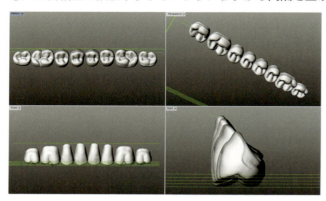

⑨下顎臼歯部人工歯の調節湾曲

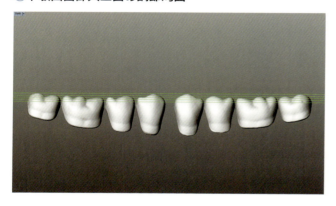

⑩人工歯相互が接触干渉しないようにわずかな間隔を空けて下顎臼歯部人工歯の一次準備が完了する

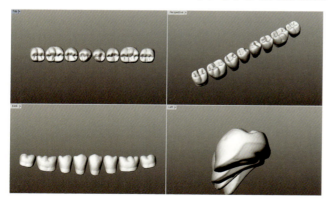

Chapter 6-01　デジタル人工歯排列におけるファイルの初期設定

前歯部人工歯列弓の準備

　前歯部人工歯列弓の平均的な前頭面投影角や矢状面投影角については通法にしたがって比較的容易に初期設定できる。また、水平面投影角は、隣接面コンタクトポイントが描く二次曲線が楕円で近似できる[7]こと、そして、前頭面に投影された隣接面のコンタクトポイント間距離が中切歯：側切歯：犬歯で10：7：5である[7]ことを参考に初期設定することができる。

①通法にしたがって上顎前歯部人工歯の近遠心的（前頭面投影）歯軸傾斜角を決定する

②通法にしたがって上顎前歯部人工歯の前後的（矢状面投影）歯軸傾斜角を決定する

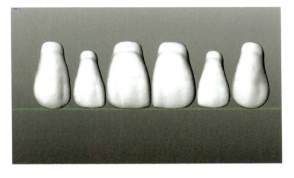
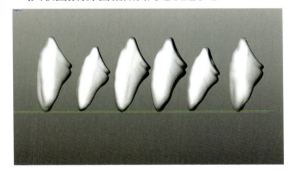

③人工歯の接触点間距離の前頭面投影比が10：7：5になり、かつ楕円で近似できるよう歯軸の水平面投影角を決定する[7]

④すべての歯軸が決定した上顎前歯部人工歯

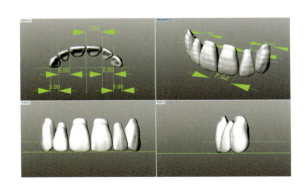

103

⑤切縁を含む曲線を使って適切な被蓋をもつ下顎切縁曲線をスケッチする

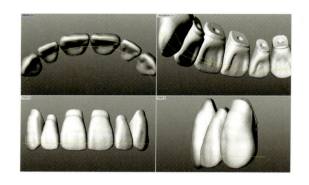

⑥下顎切縁曲線を基準に下顎人工歯を排列する

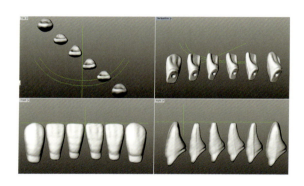

⑦設計された適切な被蓋をもつ上下顎前歯部人工歯

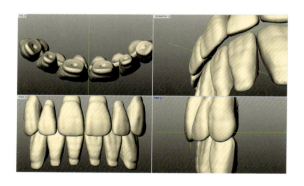

⑧歯列弓の準備が完了した人工歯データ

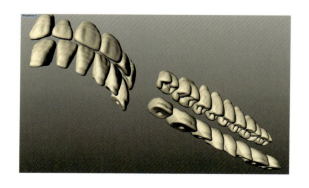

Chapter 6-01　デジタル人工歯排列におけるファイルの初期設定

臼歯部人工歯咬合関係の準備

　メッシュオブジェクトは ⌘SplitMeshWithCurve によって曲線で分割することができるので咬合面だけ残して、それ以外は非表示（⌘Hide）にすることができる。このようなオブジェクトと元の人工歯をグループ化したグループオブジェクトを利用して、試行錯誤的に上下顎人工歯相互が適切な位置関係になるよう咬合接触を構築していく。煩雑な作業ではあるが初期設定作業には必須である。

　断面を覗くと、対合歯の咬合面との干渉の程度を観察することができる。また、咬合紙を介在して咬合接触を確認するような作業は、⌘MeshBooleanIntersection によってメッシュを積ブーリアン演算すれば、接触した部分だけが残るので確認しやすい。最終的に不要になった咬合面部分のみを確認するためのオブジェクトは削除してもよい。

①人工歯をレイヤーにコピーして切断曲線を投影

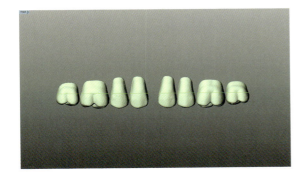

②歯冠側1/3付近で
　⌘SplitMeshWithCurve

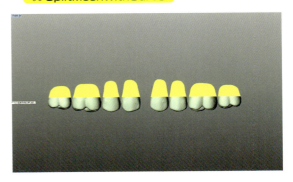

③分割した人工歯ともとの人工歯を
　⌘Group

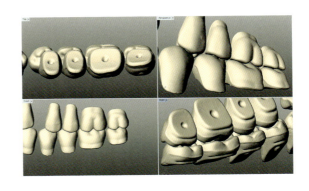

④元の人工歯を ⌘ Hide

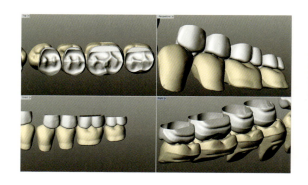

⑤微調整しながら咬合接触を確立する

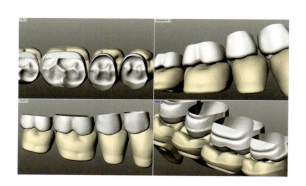

⑥咬頭嵌合が確立された臼歯部人工歯列

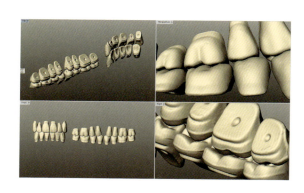

　以上のような方法で、試行錯誤的に調節湾曲、歯列弓形態、水平垂直被蓋、咬合関係などを決定して人工歯排列前の初期設定を終えた人工歯ファイルを保存する。保存した人工歯ファイルは、次回以降、転用可能なファイルとして利用できるので、モールド別、前臼歯別にフォルダやデータベースなどで整理して保管すればよい。

Chapter 6　補綴装置設計への応用

02 人工歯排列の例

　下図のようにそれぞれオブジェクトを作成して、その後の作業の準備をすることでより分かりやすい画面表示にすることもできる。また、基礎実習であれば図に示すように咬合床を製作すれば効果的である。

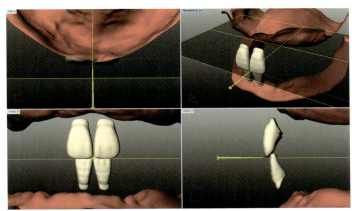

仮想咬合平面や、前方基準点を規定するオブジェクトを作成すれば、より分かりやすい画面になる。

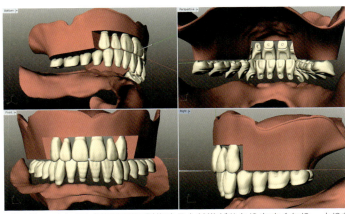

基礎実習では、従来法の咬合床を仮想空間に製作すると基準が分かりやすくなり、より効果的である。

人工歯排列の手順

　下図に示すように、前方基準点と仮想咬合平面ならびに上下顎の顎堤形態を確認できれば通法にしたがって人工歯排列を行うことができる。その他にも、上下顎堤オブジェクトとの相対的な位置関係を再現することができれば、デンチャースペースのように比較的容易に取得可能で人工歯排列を支援する有用なオブジェクトをいくつも重ね合わせることにおいて Rhinoceros に機能的な課題はない。

　なお、補綴学的な理論や実践手法、あるいは術式のようにすでに数多く成書に著されている事柄についての解説は本書の目的に沿わないので各々そちらを引用されたい。

①印象面を計測して取得した上下顎メッシュオブジェクト

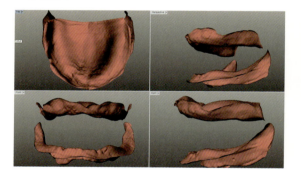

②前方基準点と上顎中切歯近心隅角間中点

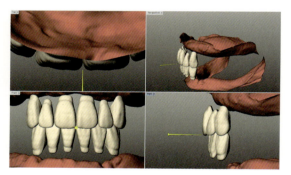

③上下顎人工歯を ⌘ Group

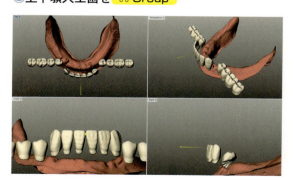

④下顎臼歯部人工歯と顎堤との関係

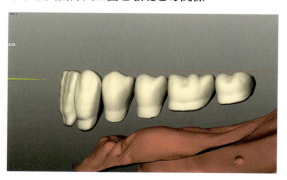

Chapter 6-02 人工歯排列の例

⑤下顎臼歯部人工歯と仮想咬合平面との関係

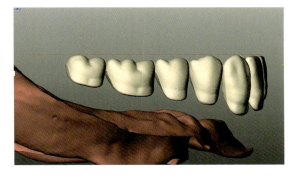

⑥下顎臼歯部人工歯とバッカルシェルフ、RMPとの関係

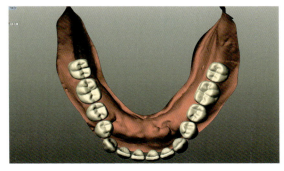

⑦ ⌘Hide 、 ⌘Show を切り替えて上顎人工歯列弓を確認

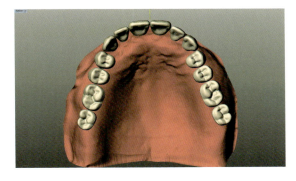

⑧上顎臼歯部人工歯と前歯部人工歯との関係

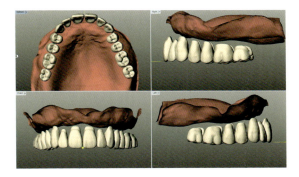

⑨すべてを ⌘Show

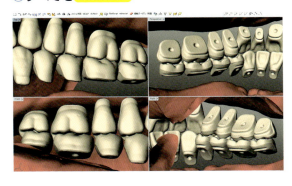

⑩排列位置の確認

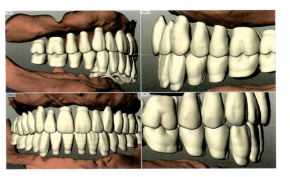

Chapter 6　補綴装置設計への応用

03 歯肉形成の例

　以下の図には歯肉形成後の上顎義歯床のデジタルモックアップ▽を示している。歯肉形成の詳細な製作ステップに関しては権利技術であることから詳細な説明は割愛するが、これまでに学習した**Rhinoceros**の基本コマンドを繰り返せば、歯肉部のサーフェスモデルを作成することができる。また、**Rhinoceros**以外でも、たとえばフリーソフトのpixologic社製sculptrisで歯肉形成を行うことができるので、CGとCADをつなぐOBJ拡張子ファイルで歯肉形態を共有すれば、**Rhinoceros**とsculptrisで歯肉形成を完了することができる。

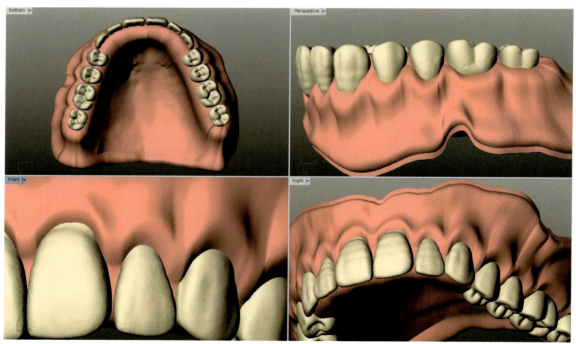

歯肉形成の一例。

▽デジタルモックアップ：製品の外見や内部構成などを比較検討するためにCADやCGを用いて作成された3Dモデルのこと。

Chapter 6-03　歯肉形成の例

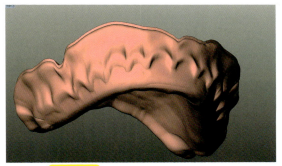
人工歯を⌘ Hide 。

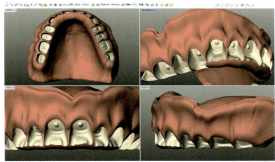
人工歯を歯頸線で分割して歯肉部と基底面を結合。

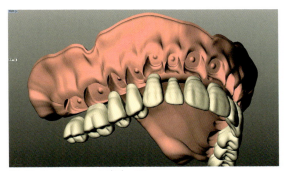
完成したメッシュオブジェクト。

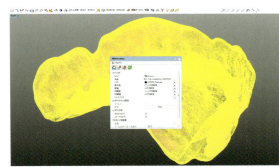
閉じたひとつのメッシュオブジェクト。

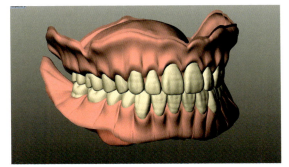
上下顎歯肉形成の一例。

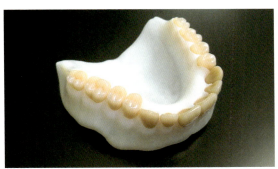
3Dプリンターで製作した、試適用上顎全部床義歯の例（造形直後の状態がわかるよう人工歯は未接着）。

111

Chapter 6 　補綴装置設計への応用

04 パーシャルデンチャーフレームワークの例

　以下の図にはパーシャルデンチャーのメタルフレーム設計の概要を示した。パーシャルデンチャーの設計においても、これまでに学習したRhinocerosの基本コマンドを繰り返せば、閉じたメッシュオブジェクトを作成することができる。

 パーシャルデンチャーのメタルフレーム設計の概要

①外形線をスケッチして、模型のメッシュオブジェクト上に ⌘ Project する

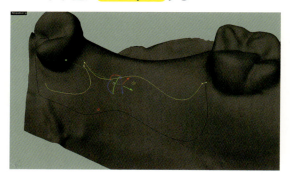

②スケッチと ⌘ Project を繰り返して外形線を完成する

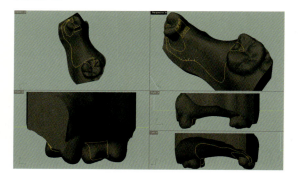

③リリーフおよびブロックアウトを想定して、粘膜面のメッシュオブジェクトを外形線に沿って数mmオフセットし、レジンのスペースを確保する

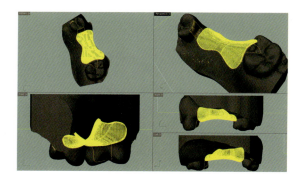

Chapter 6-04 パーシャルデンチャーフレームワークの例

④リリーフおよびブロックアウトとフレームの外形が完了した状態

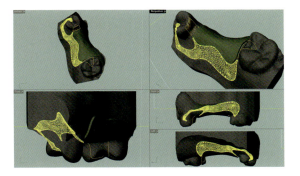

⑤リテンションホールを作成しやすいようにサーフェスを別のファイルに移動し、スクリプトエディタを起動する

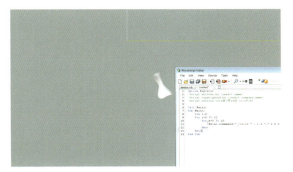

⑥簡単なプログラムを記述して400個の円を作成し、リテンションホール作成の準備を行う。半径 r の円を縦に k 横に i、dis の間隔で配置するには、以下のプログラムを実行すればよい。

```
プログラムコード
Dim i,k, r,dis,c
r = 0.8
dis = 1
For i=0 To 3
 For k=0 To 5
  c = (r * 2 + dis)
  Rhino.Command("_Circle " & i * c & "," & k * c & "" & r)
 Next
Next
```

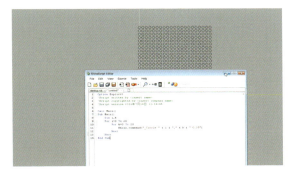

左記の結果、半径0.8mm の円を縦方向に5つ横方向に3つ、計15個を1mm 間隔で配置できる。

⑦スケッチした円をトリミングした粘膜面サーフェス上に配置、⌘Split することによって、サーフェスに自由に穴をあけることができる

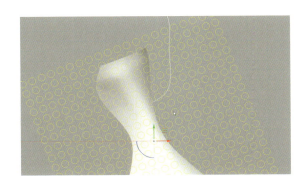

⑧穴が開いたサーフェスをソリッドに変換して、リテンションホールを完成させる。最終的には分割演算することで、リリーフ（緑色部分）よりも上部のみを利用する

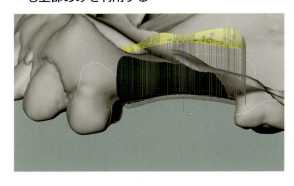

⑨内側フィニッシュラインとスペーサー（リリーフ）の完成

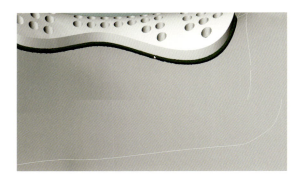

⑩頬側面観

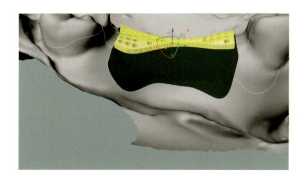

⑪十分な厚みと再現可能な大きさのリテンションホールの直径が必要

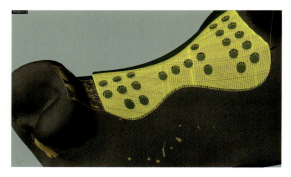

⑫正確に作成された維持部とスペーサー（リリーフ）部

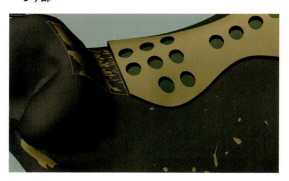

⑬外形線にしたがって、隣接面板を作成する

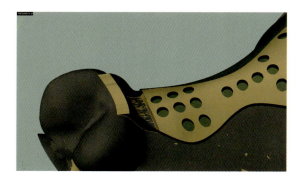

Chapter 6-04　パーシャルデンチャーフレームワークの例

⑭各オブジェクトの外形線を使って、それに連続するサーフェスオブジェクトを作成する

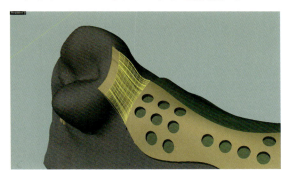

⑮レストも隣接面板と同様にパッチコマンドやスイープコマンドで作成していく

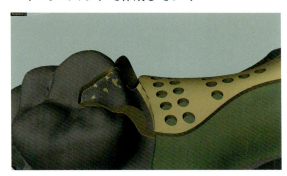

⑯各オブジェクトの外形線を使って、それに連続するサーフェスオブジェクトを作成する

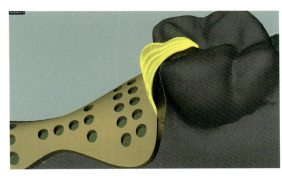

⑰完成した隣接面板とレスト部

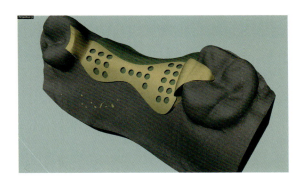

⑱エーカースクラスプはパイプコマンドでソリッドを作り、分割演算によって作成する

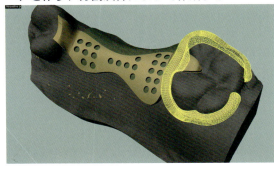

⑲完成したエーカースクラスプ

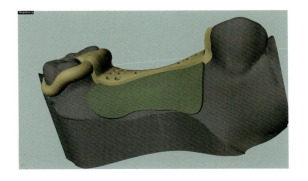

⑳ I バークラスプもパイプコマンドでソリッドを作り、分割演算によって作成する

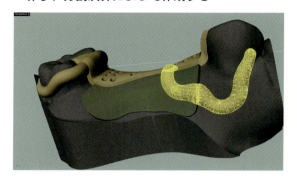

㉑ 義歯床部は外形線を法線方向にオフセットしてその上にサーフェスで蓋をする

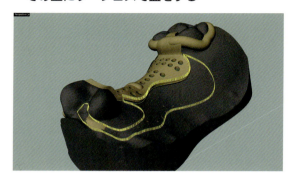

㉒ 義歯床研磨面の外形線

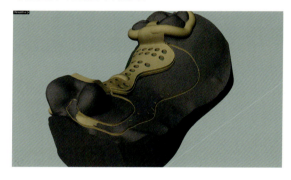

㉓ 義歯床研磨面の外形線の咬合面観

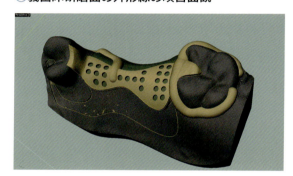

㉔ 義歯床研磨面も同様にパッチコマンドやスイープコマンドで作成

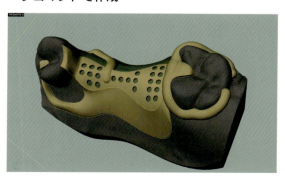

㉕ 完成したフレーム外形

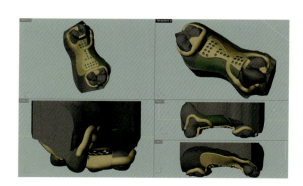

Chapter 6-04 パーシャルデンチャーフレームワークの例

㉖模型のメッシュオブジェクト上に正確に設計されたサーフェスオブジェクト

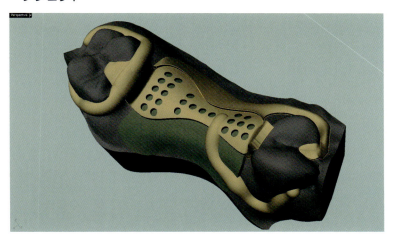

㉗完成したフレームワークの粘膜面観

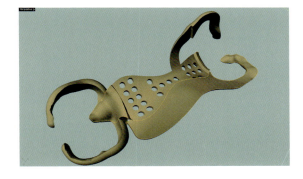

㉘完成したフレームワークの咬合面観

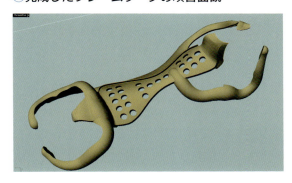

㉙切削が完了したパーシャルデンチャーの例

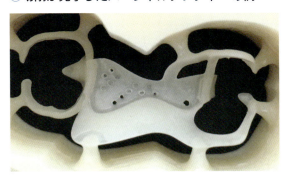

Chapter 6 　補綴装置設計への応用

05　上顎型スプリントの例

　以下の図に上顎型スプリントの完成したオブジェクトを示す。Rhinoceros の基本的なコマンドを繰り返せば、閉じたメッシュオブジェクトを作成することができる。

 上顎型スプリント

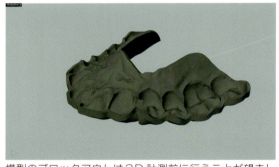

模型のブロックアウトは3D計測前に行うことが望ましい。

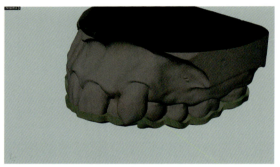

犬歯低位唇側転移の症例の辺縁も通常通りの設計が可能。

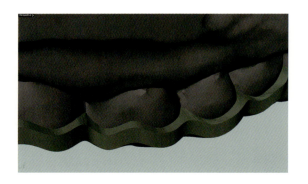

模型とスプリントとの関係において、辺縁にはある程度の厚みが必要。

Chapter 6-05　上顎型スプリントの例

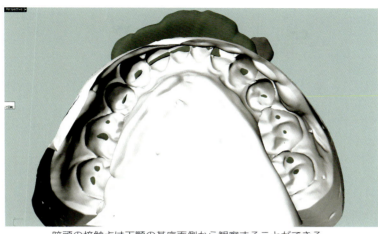

咬頭の接触点は下顎の基底面側から観察することができる。

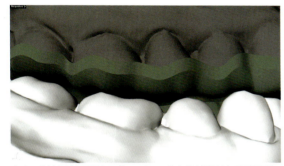

全歯列接触型上顎型スプリントの咬合接触関係も設計可能。

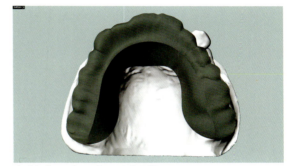

完成したスプリントの咬合面観。

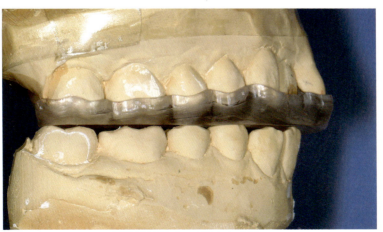

切削が完了したスプリントの例。

Chapter 7
よく使うコマンド

01　ツールバーのカスタマイズ

02　効果的な45種類のコマンド

03　知っておくと便利な65種類のコマンド

Chapter 7　よく使うコマンド

01 ツールバーのカスタマイズ

Rhinocerosには、コマンドを実行することができるツールボタンとよばれるアイコンが無数に並んでいる。このツールボタンを、きわめて頻繁に使うもの、作業内容によって活用するものなどをグループにしてまとめておくと、目的のコマンドを効率よく活用することができる。カスタムツールバーにツールボタンを登録する方法は以下のとおりである。

 自分だけのカスタマイズタブ（ツールバー）を追加するには

①ツールバーを🖱してメニューを表示
②表示されるメニューの中から新規タブを🖱して新規タブを追加
③追加後は、新規タブを🖱して表示されるメニューの中からプロパティを選択し、わかりやすい新規タブの名前に変更する

 カスタマイズタブにコマンドを追加するには

①[Ctrl]を押しながらツールバーのコマンドアイコンをドラッグしてカスタマイズタブ上でドロップするとアイコンがコピーされる
②[Shift]を押しながら不要になったコマンドアイコンをドラッグしてツールバーの外にドロップするとカスタマイズタブから削除することができる。この方法では、コマンドアイコンのエイリアス（実体を別の名前で参照するためのシンボル）が削除されるだけでコマンド自体が削除されることはない

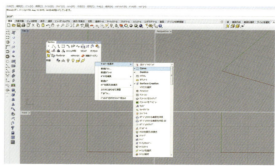
自分が使いやすい「コマンドレイアウト」にカスタマイズすることや、自分のオリジナルタブを作ると作業効率が大きく向上する

Chapter 7 よく使うコマンド

02 効果的な45種類のコマンド

ここでは歯科の用途に頻繁に利用することができるもっとも効果的な45種類のコマンドを実行するためのツールボタンを集めた。

分類	番号	アイコン	コマンド	概要
画面表示設定コマンド	1		Pan	カーソルを移動した方向に表示をずらす
	2		RotateView	ウインドウをドラッグして回転
	3		SetView	アクティブな画面のワールド座標系を上面表示
	4		SetView	アクティブな画面のワールド座標系を底面表示
	5		SetView	アクティブな画面のワールド座標系を右側面表示
	6		SetView	アクティブな画面のワールド座標系を左側面表示
	7		SetView	アクティブな画面のワールド座標系を正面表示
	8		SetView	アクティブな画面のワールド座標系を背面表示
	9		SetView	アクティブな画面のワールド座標系をパース表示
	10		Hide	選択オブジェクトを非表示
	11		Show	非表示オブジェクトを表示
	12		Lock	選択オブジェクトを編集不可
	13		Unlock	編集不可を解除
	14		History	ヒストリ設定
曲線編集コマンド	15		Point	点を描く
	16		Polyline	折れ線を描く
	17		InterpCrv	補完点で曲線を描く
	18		Section	断面曲線
	19		Project	曲線をサーフェスに投影

分類	番号	アイコン	コマンド	概要
⌘ 曲線編集 コマンド	20		SubCrv	曲線を短くする
	21		DeleteSubCrv	曲線の選択範囲を削除する
	22		EditPtOn	編集点表示
	23		BlendCrv	曲線をブレンド
	24		Match	曲線をマッチング
	25		Offset	曲線をオフセット
	26		Rebuild	曲線をリビルド
⌘ サーフェス 作成 コマンド	27		PlanarSrf	同一平面上にある曲線に囲まれた内側にサーフェスを生成
	28		NetworkSrf	曲線のネットワークになだらかに接するサーフェスを生成
	29		Loft	曲線からロフトしたサーフェスを生成
	30		EdgeSrf	2～4本の線、またはサーフェスのエッジに囲われた領域にサーフェスを生成
	31		Patch	面や線などにフィットしたサーフェスを生成
	32		Sweep2	2本のガイドラインと断面曲線を使ってサーフェスを生成
⌘ サーフェス コマンド	33		SelSrf	サーフェスを選択
	34		SelPolySrf	ポリサーフェスを選択
	35		Rotate	オブジェクトを回転
⌘ メッシュ コマンド	36		SelMesh	メッシュを選択
	37		SelClosedMesh	閉じたメッシュを選択
	38		MeshOutline	メッシュの投影外形線
	39		MeshBooleanIntersection	メッシュを積ブーリアン
	40	なし	SplitMeshWithCurve	投影した曲線でメッシュを分割
⌘ 分割結合 コマンド	41		Join	結合
	42		Explode	分解
	43		Split	分割
	44		Group	グループ化
	45		Ungroup	グループ解除

Chapter 7　よく使うコマンド

03 知っておくと便利な65種類のコマンド

すべてのツールを理解する必要はないが、次の65種類の基本的なコマンドについてヘルプファイルや文献を参考にして、これらのコマンドがどのような機能か、さらにこれらのコマンドがどこにあるかについても大まかに学習し、実験的にオペレーションを確認することがスキルアップにつながる。

番号	アイコン	概要
1		左クリックでUndo、右クリックでRedo
2		カーソルを移動した方向に表示をずらす
3		ウインドウをドラッグして回転
4		ウインドウをドラッグしてズーム
5		左ボタンで囲んだ部分をズーム
6		アクティブな画面に存在するオブジェクト全体をズーム
7		作業平面の原点を移動
8		作業平面の高さを変更
9		作業平面を任意の位置に変更
10		オブジェクトの面に合わせて作業平面を変更
11		オブジェクトの面に合わせて原点と軸の方向を変更
12		レイヤーウインドウを表示
13		選択したオブジェクトのレイヤー変更
14		選択したオブジェクトのプロパティを表示

番号	アイコン	概要
15		ワイヤーフレーム表示
16		シェーディング表示
17		オブジェクト色の設定が反映されたシェーディング表示
18		スケルトン表示
19		スポットライト
20		平面ライト
21		選択をキャンセル
22		2点間の直線を描く
23		折れ線を描く
24		制御点で曲線を描く
25		中心と半径で円を描く
26		3点を通る楕円を描く
27		中心と2つの点で円弧を描く
28		2つの点で四角形を描く
29		4つの点でサーフェスを生成
30		矩形サーフェスを生成
31		面の法線方向にサーフェスを生成
32		1本のガイドラインと断面曲線を使ってサーフェスを生成

番号	アイコン	概要
33		断面曲線を回転させてサーフェスを生成
34		サーフェスを延長
35		2つのサーフェスをフィレット
36		2つのサーフェスをブレンド
37		サーフェスをオフセット
38		サーフェスエッジから対称なサーフェスを生成
39		サーフェスをリビルド
40		曲率表示
41		立方体を作成
42		複数のオブジェクトを統合
43		重なった部分を削除
44		重なり合った部分を残す
45		重なり合った境界でオブジェクトを分割
46		曲線をサーフェスの法線方向に投影
47		エッジの曲線を複製

番号	アイコン	概要
48		境界曲線を複製
49		面境界曲線を複製
50		アイソカーブを抽出
51		サーフェスのUV曲線を生成
52		トリム
53		点表示
54		表示点を追加
55		テキストオブジェクト
56		移動
57		ミラー
58		矩形整列
59		環状配列
60		XYZ座標を整列
61		オブジェクトを整列
62		コピー
63		オブジェクトの拡大縮小
64		オブジェクトの二次元拡大縮小
65		オブジェクトを一方向に拡大縮小

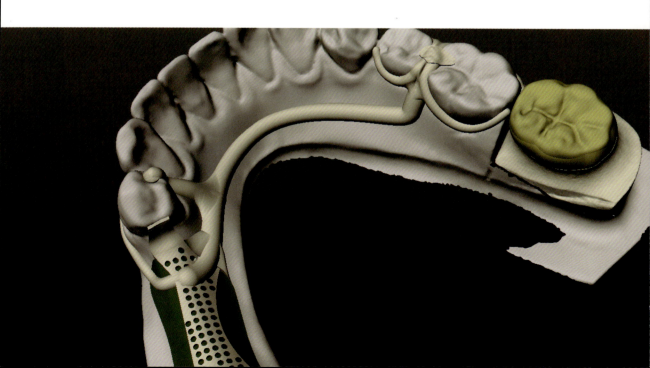

あとがき

　最後になりましたが、本書を執筆する上でさまざまな方にご協力いただきましたこと、厚く御礼申し上げます。歯科用CADが主流の今日にあって、なぜ今このような汎用CADに関する書籍が必要なのかの議論に長時間お付き合いいただきましたクインテッセンス出版株式会社若林茂樹氏に心より感謝いたします。また、人工歯排列の画像作成に必要なSTLデータ作成のための市販人工歯の提供と、その計測データ公開などのご英断にご尽力いただきました、山八歯材工業株式会社長谷孝志氏によりまして、全部床義歯の製作が実現できましたことに感謝いたします。そして、全部被覆冠製作のための分割復位式模型のSTLデータ作成および、ワックスによる全部被覆冠の製作にお力添えくださいました大阪歯科大学歯科技工士専門学校木下浩志先生、またパーシャルデンチャーのフレーム切削にご協力いただきました株式会社データ・デザインならびにスプリント切削にご協力いただきました株式会社アート・デンタルのお力添えによりまして本書がより実際の臨床に近い、魅力あるものになりましたことを深く感謝申し上げます。

2016年3月吉日　中野田紳一

■参考文献

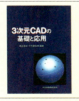
『3次元CADの基礎と応用』
鳥谷浩志, 千代倉弘明(著)
東京：共立出版, 1991
ISBN-10: 4320025393

『Rhinoceros ver.5 入門』
是枝靖久 (著)
東京：ラトルズ, 2013
ISBN-10: 4899773951

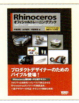
『Rhinoceros オフィシャルトレーニングブック―プロダクトデザイナー・設計者のための3D デジタルモデリング』
中島淳雄, 斉藤兼彦, 女井 誠司 (著)
東京：ボーンデジタル (旧：ワークスコーポレーション), 2007
　ISBN-10: 4862670121

さくいん（用語編）

数字

- .3dm 25
- 3D ソフトウェア 16
- 3次連続 84
- 4次連続 84

英字

- B-Spline 18
- CAM .... 61、62
- CG .... 17、52
- CL データ 62
- FreeForm 2
- Front 28
- G1連続 84
- G2連続 84
- G3連続 84
- G4連続 84
- GUI 20
- JPEG 25
- JPEG 画像インポート 25
- LargeObjects 24
- NC データ 61
- NURBS .... 17、18
- OBJ .... 25、52
- Osnap 72
- Perspective 28
- Rapid Prototyping 2
- Reverse Engineering 2
- Rhinoceros 2
- Right 28
- Sculptus .... 3、54、110
- SmallObjects 24
- Software Development Kit（SDK）............. 8
- STL .... 25、56
- Top 28
- XY 平面 32

あ

- アイソカーブ 30
- アイソパラメトリック曲線 46
- アクティブビューポート 30

い

- 移動 67
- 移動距離 68
- インポート 25

え

- エッジ .... 48、49
- エラーチェック 57

お

- オブジェクト .... 6、7、34、40
- オブジェクトスナップ .... 41、70、72
- オブジェクト属性 17
- オフセット 112

か

- カーソル 70
- 加工 62
- 重ね合わせ 77
- カスタマイズ .... 20、122
- 仮想咬合平面 28
- ガムボール 67
- 画面 19

き

- 曲線 .... 18、34、40、44
- 曲面 17
- 曲率 84
- 曲率連続 .... 46、84
- 許容差 23
- 近接点 .... 70、72

く

グラフィカルユーザーインターフェイス………… 20
グリッド……………………………………… 28
グリッドスナップ …………………………… 70、71
グループ化 ………………………………… 77、105

け

計算速度 ……………………………………… 24
原点 …………………………………………… 32

こ

工作機械 ……………………………………… 61
交点 …………………………………………… 72
コマンド ……………………………… 3、20、122
コマンドアイコン …………………………… 20
コマンドエリア ………………………… 19、21、22
コマンド数 …………………………………… 20
コマンド名 …………………………………… 21
コマンドラインボックス …………………… 20
コマンドログ ………………………………… 22

さ

サーフェス …………………… 6、7、17、34、47、86
サーフェスパッチ …………………………… 17
再度実行 ……………………………………… 21
作業平面 ……………………………………… 32
作業平面座標 ………………………………… 26
座標系 ………………………………………… 26

し

シーム ………………………………………… 48
シェーディング ………………………… 30、31
支援機能 ……………………………………… 70
ジオメトリック ……………………………… 34
矢状 …………………………………………… 27
実行 …………………………………………… 21
四半円点 ……………………………………… 72
重心 …………………………………………… 17

重量 …………………………………………… 17
新規ファイル ………………………………… 23

す

スイープ ………………………………… 86、115
水平 …………………………………………… 27
ズームアウト ………………………………… 29
ズームイン …………………………………… 29
スカルプティング ……………………… 17、54
スクリプトエディタ ………………………… 113
スケッチ ………………………………… 23、82、83
スケッチタイプフィーチャー ……………… 82
ステータスバー ……………………………… 19
スナップモード ……………………………… 70
寸法 …………………………………………… 28

せ

制御点 …………………………………… 18、22
精度 …………………………………………… 23
積ブーリアン演算 …………………………… 105
セグメント …………………………………… 40
接線 …………………………………………… 84
接線(G1連続)による曲線のブレンド ……… 89
接線方向 ……………………………………… 84
接線連続 ……………………………………… 84
選択 …………………………………………… 64
前頭 …………………………………………… 27
前方基準点 …………………………………… 28

そ

ソリッド ………………………………… 17、34、51
ソリッドモデラー …………………………… 17

た

ダイアログボックス ………………………… 19
体積 …………………………………………… 17
タイトルテキスト …………………………… 39
単位 …………………………………………… 23

さくいん（用語編）

端点 ……………………………………… 70、72
断面曲線 ………………………………………… 44

ち
チップ …………………………………………… 72
チップス ………………………………………… 76
中間点 …………………………………………… 75
中点 ……………………………………………… 70
直線 ……………………………………………… 44
直交モード ……………………………………… 72

つ
ツールバー ……………………………… 19、20、122
ツールパス ……………………………………… 61
ツールボタン …………………………………… 122

て
データ共有 ……………………………………… 26
デジタルモックアップ ………………………… 110
点 …………………………………………… 34、36、72
テンプレート …………………………………… 23

と
閉じたオブジェクト …………………………… 44
閉じたポリサーフェス ………………………… 48
閉じたメッシュオブジェクト ………………… 112
トラッキングライン …………………………… 72

な
ナーブス ………………………………………… 17
ナッジ …………………………………………… 68

は
パースビュー …………………………………… 29
背景色 ……………………………………… 28、34
パイプ …………………………………………… 115
パッチ ……………………………………… 47、86、115
パラメトリック曲線 …………………………… 46

パン ……………………………………………… 29

ひ
左手座標系 ……………………………………… 26
ピック ……………………………………… 37、64
ビューポート …………………………………… 19、28
ビューを回転 …………………………………… 29
評価版 …………………………………………… 3
表示オプション ………………………………… 31
表示色 …………………………………………… 34
表示モード ……………………………………… 30
開いたオブジェクト …………………………… 44
開いたポリサーフェス ………………………… 48

ふ
ファセット ……………………………………… 17
フィーチャー ……………………………… 23、82、83
ブーリアン演算 ………………………………… 52
プリミティブ ……………………………… 52、53
プレス・アンド・ホールド ………………… 71、72
ブレンド ……………………………………… 46、84
プログラムコード ……………………………… 35
プロパティ ……………………………………… 28、34
プロンプト ……………………………………… 22
分割演算 ………………………………………… 114

へ
平行ビュー ……………………………………… 29
ペイン ……………………………………… 70、71
ベクター ………………………………………… 17

ほ
法線ベクトル …………………………………… 55
法線方向 ………………………………………… 22、55
補助機能 ………………………………………… 70
ポリカーブ ……………………………………… 44、45
ポリゴン …………………………………………… 6、17
ポリゴンパッチ ………………………………… 17

ポリゴンメッシュ ……………………………… 34
ポリゴンモデラー ……………………………… 17
ポリサーフェス ………………………… 6、7、47、48
ポリライン ………………………… 18、44、45

ま
マーカー ………………………………………… 70
マウスピッキング ……………………………… 37
マウスホイール ………………………………… 29

み
右手座標系 ……………………………………… 26

め
メニューバー ……………………………… 19、20
面法線方向 ……………………………………… 55

も
モデラー ………………………………… 6、7、16
モデリング ……………………………………… 70
もとに戻す ……………………………………… 21

ゆ
ユーザーインターフェイス …………………… 19

ら
ラスター ………………………………………… 17
ランドマーク …………………………………… 32

り
リペア …………………………………………… 57
リボン …………………………………………… 86

れ
レンダリング ……………………………… 30、31

ろ
ロフト …………………………………………… 86

わ
ワールド座標 …………………………………… 26
ワイヤフレーム ………………………………… 30

さくいん(コマンド編)

数字
- ⌘ 4View ······································ 29

B
- ⌘ Between ······························ 42、75
- ⌘ BlendCrv ········ 46、88、89、90、92、124

C
- ⌘ Cplane ······································ 32
- ⌘ CreateSolid ······························ 51
- ⌘ Curve ······································ 44

D
- ⌘ Delete ······································ 21
- ⌘ DeleteSubCrv ···························· 124
- ⌘ Divide ······································ 37
- ⌘ DocumentProperties ················ 28、68
- ⌘ DupBorder ····························· 88、89

E
- ⌘ EdgeSrf ···································· 124
- ⌘ EditPtOn ·································· 124
- ⌘ Editscript ······························ 35、39
- ⌘ Explode ···································· 124
- ⌘ ExtrudeCrv ····························· 25、82

G
- ⌘ Group ··························· 105、108、124

H
- ⌘ Hide ··· 77、83、105、106、109、111、123
- ⌘ History ···································· 123

I
- ⌘ Import ······································ 25
- ⌘ Insert ······································ 25
- ⌘ InterpCrv ········· 45、76、88、92、93、123

J
- ⌘ Join ············ 45、47、51、56、92、95、124

L
- ⌘ Line ·· 44
- ⌘ Lock ·· 123
- ⌘ Loft ································ 86、87、124

M
- ⌘ Match ······································ 124
- ⌘ Mesh ···································· 82、83
- ⌘ MeshBooleanIntersection ········ 105、124
- ⌘ MeshOutline ······························ 124
- ⌘ MeshPlane ····························· 52、82
- ⌘ MeshSplit ·································· 83
- ⌘ MeshToNURB ······························ 88
- ⌘ Mirror ······································ 88

N
- ⌘ NetworkSrf ································ 124
- ⌘ New ·· 23

O
- ⌘ Offset ······································ 124

P
- ⌘ Pan ·· 123
- ⌘ Patch ·································· 86、124
- ⌘ PictureFrame ······························ 25
- ⌘ Plan ·· 29
- ⌘ PlanarSrf ····························· 86、124
- ⌘ Plane ······································ 48
- ⌘ Point ······························ 37、42、123
- ⌘ Points ······································ 37
- ⌘ Polyline ······························ 45、123
- ⌘ Project ··············· 38、41、88、92、93、112

R

- ⌘ Rebuild ································ 124
- ⌘ Redo ··································· 21
- ⌘ Rotate ···················· 77、100、101、124
- ⌘ RotateView ···························· 123

S

- ⌘ Section ···························· 44、123
- ⌘ SelAll ·································· 65
- ⌘ SelClosedMesh ······················· 124
- ⌘ SelCrv ······························ 45、66
- ⌘ SelMesh ························ 66、77、124
- ⌘ SelNakedMeshEdgePt ················· 56
- ⌘ SelOpenCrv ···························· 21
- ⌘ SelPolySrf ···························· 124
- ⌘ SelPt ································ 37、66
- ⌘ SelSrf ······························ 66、124

- ⌘ SetView ····························· 123
- ⌘ Show ·························· 109、123
- ⌘ Split ··························· 113、124
- ⌘ SplitMeshWithCurve ········· 52、105、124
- ⌘ SubCrv ······························ 124
- ⌘ Sweep2 ··········· 87、88、90、92、96、124

U

- ⌘ Undo ································ 21
- ⌘ Ungroup ··························· 124
- ⌘ UnifyMeshNormals ·················· 56
- ⌘ Unlock ····························· 123

W

- ⌘ weld ································ 56
- ⌘ what ································ 56

著者略歴

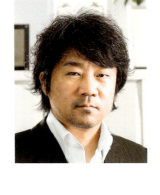

中野田 紳一（なかのだしんいち）

1987年　大阪歯科大学歯科技工士専門学校 卒業
1988年　国立広島大学歯学部附属病院歯科技工士研修生 修了
2001年　国立大学法人香川大学経済学部情報管理学科 卒業（経済学士）
2005年　株式会社インサイドフィールド 代表取締役（現職）
2006年　国立大学法人広島大学大学院医歯薬学総合研究科展開医科学専攻 修了（歯学博士）
2014年　大阪歯科大学歯科技工士専門学校 非常勤講師
2014年　株式会社デンティクス 代表取締役（現職）
2016年　東京医科歯科大学大学院 非常勤講師

連絡先
株式会社インサイドフィールド
nakanoda@insidefield.com

原著

中野田紳一，堀祥二．切歯乳頭とハミュラーノッチを基準とした全部床義歯製作法に関する研究 第一報 ―有歯顎者と無歯顎者の切歯乳頭とハミュラーノッチについて―．日本歯科技工学会雑誌 1992；13：105-114．

中野田紳一，堀祥二．切歯乳頭とハミュラーノッチを基準とした全部床義歯製作法に関する研究 第二報 ―市販人工白歯の近遠心，頰舌的排列位置に関する検討―．日本歯科技工学会雑誌 1992；13：115-118．

中野田紳一，堀祥二，堀泰昌．総義歯の白歯部人工歯排列を容易にする診査・診断法．QDT 1995；20(4)：80-91．

中野田紳一，松井淳，堀祥二，堀 泰昌．切歯乳頭とハミュラーノッチを基準とした全部床義歯製作法に関する研究（第3報）上下白歯部仮想点の設定とその臨床的意義について．日本歯科技工学会雑誌1999；20(1)：124-125．

中野田紳一，貞森紳丞，濱田泰三．可撤性義歯設計に利用できるデータライブラリに関する研究：3次元スキャナによるデータ化．広島大学歯学雑誌 2003；35(2)：201-209．

中野田紳一．特集 補綴治療向上のための歯科技工士の新たな役割と課題．補綴臨床 2003；36(4)：354-380．

中野田紳一．CAD に利用可能な全部床義歯人工歯列弓構築法に関する研究．広島大学歯学雑誌 2006；38(1)：1-21．

中野田紳一，貞森紳丞，西村正宏，濱田泰三．ラピッドプロトタイピングによる全部床義歯試作システムの構築 ―次世代の歯科技工への第一歩を目指して．医歯薬出版株式会社 歯科技工 2007；35(5)：619-636．

総説および解説

中野田紳一．総義歯と Digital Dentistry．（In.)QDT 編集部（編）．Digital Dentistry の近未来を読む．QDT 2012；37(1)：39-42．

中野田紳一．Focus on Digital Dentistry 歯科技工のデジタル化への期待と提案 ―ポイントは歯科技工士のニーズ志向型提案によるデジタル化にあり！―．QDT 2014；39(5)：68-79．

中野田紳一．Visual Library-Past and Present 26 3D プリンターの変遷．Int J Periodontics Restorative Dent(Japanese ed.) 2015；23(2)：1-2．

プロシーディングス（招待講演，シンポジスト）

中野田紳一．第48回歯科基礎医学会シンポジウム 6 CAM の義歯への応用 ―全部床義歯製作のためのラピッドプロトタイピング―．Journal of Oral Biosciences 2006；48(suppl)：78．

中野田紳一．日本歯科技工学会第34回学術大会シンポジウム アナログとデジタルの融合に歯科技工の未来が見える．日本歯科技工学会雑誌 2012；33：29-30．

中野田紳一．第4回日本歯科 CAD/CAM 学会シンポジウム 1『デジタルデンティストリーがもたらす有床義歯補綴歯科治療の未来』デジタルデンティストリーで歯科技工士が担う新しい役割の提案．東京：第4回日本歯科 CAD/CAM 学会学術大会，2013．

中野田紳一．日本歯科技工学会第38回学術大会教育セミナー『歯科技工士の質的転換に寄与するデジタル教育』．日本歯科技工学会第38回学術大会プログラム講演抄録 2016；37(Special Issue)：31．

辞典，その他分担執筆

奥野善彦，五十嵐孝義，高橋和人，平澤忠，福原達郎，細井紀雄（編）．歯科技工辞典．東京：医歯薬出版株式会社，1991．

汎用CADによるデンタルデザイン the BASIC
補綴装置製作のための汎用CADヒント集

2016年12月10日　第1版第1刷発行

著　　者　中野田紳一
　　　　　なかの だ しんいち

発　行　人　北峯康充

発　行　所　クインテッセンス出版株式会社
　　　　　　東京都文京区本郷3丁目2番6号　〒113-0033
　　　　　　クイントハウスビル　電話(03)5842-2270(代表)
　　　　　　　　　　　　　　　　(03)5842-2272(営業部)
　　　　　　　　　　　　　　　　(03)5842-2276(編集部)
　　　　　　web page address　http://www.quint-j.co.jp/

印刷・製本　サン美術印刷株式会社

©2016　クインテッセンス出版株式会社　　　禁無断転載・複写
Printed in Japan　　　　　　　　　　　　落丁本・乱丁本はお取り替えします
ISBN978-4-7812-0530-4　C3047　　　　　定価はカバーに表示してあります